Luise Weidel

STRAHLUNGSFELDER

ERDSTRAHLEN & ELEKTROSMOG
KRAFTORTE & BÄUME

Altes Geheimwissen und neueste
wissenschaftliche und medizinische Erkenntnisse

Veröffentlicht im
Astro-Spiegel-Verlag, Stolberg
1. Auflage November 2000
Neuauflage April 2004

Gesamtherstellung
Werbung & Druck Kreutz, Aachen
Printed in Germany

ISBN: 3-928830-06-6

Und Moses schlug mit dem
Stock auf den Stein...
Oder: schlug der Stock von
Moses auf den Stein?...

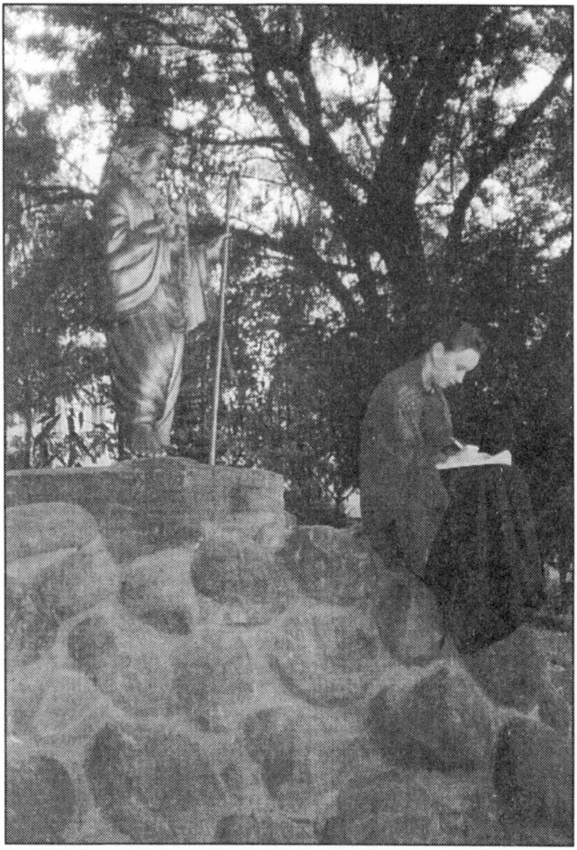

Ich begann dieses Buch im Januar 2000 auf einer Studienreise in Indien. Nachdem ich altes Wissen und neueste medizinische und wissenschaftliche Erkenntnisse zusammengetragen hatte, beendete ich es in Aachen im August 2000.

Meine Absicht ist es, den Menschen bei Krankheit zu helfen und vor Krankheit zu bewahren.

Inhaltsverzeichnis

Vorwort

Den Menschen einen
gesundheitsfördernden Schlafplatz
zu schaffen ist Gottesdienst!

Hiermit möchte ich mich bei Luise Weidel für diese praktische Zusammenfassung aller Themen meiner Schlafplatzuntersuchungen bedanken. Mit einfachen, verständlichen Worten übernahm sie meine Seminarinhalte betreffend Strahlungsfelder und den Reaktionen des menschlichen Körpers. In diesem Buch erklärt sie die verschiedenen Störfelder, gesundheitsschädliche Zusammenhänge sowie Strahlungszusammenhänge in der Natur und an Kultstätten. Auch ist sie mir persönlich häufig bei meiner Arbeit mit ihrer Aurasichtigkeit und ihrer medialen Intuition eine große Hilfe.
Seit vielen Jahren werde ich von meinen Klienten gefragt, ob nicht ein Buch geschrieben wurde, in dem meine 25-jährigen Erfahrungen in Energiefeldarbeit dokumentiert sind, um auch weiteren Menschen helfen zu können, gesund zu bleiben bzw. zu werden.
HIER IST ES! Bitte beachten Sie besonders das Kapitel Geo-Safe-E®, individuelle frequenzangepasste Strahlungsneutralisation.
Ein Dankeschön an alle geistigen und menschlichen Helfer. Gewidmet allen Mitmenschen, die sich für alte Weisheiten und neueste wissenschaftliche Erkenntnisse öffnen möchten, um gesund schlafen zu können.
Ein besonderes Dankeschön auch an Brigitte Bronneberg, Eva Junghans und Barbara Kastrup, die dieses Buch in die englische und niederländische Sprache übersetzten und an die ca. 2000 Ärzte und Heilpraktiker, die mit unseren Neutralisationen den Menschen erfolgreich helfen.

Dieter Schäfer

Einleitung

Schon in uralten Zeiten wurde ein Ge-Heim-Wissen unter Eingeweihten, die geeignete Fähigkeiten hatten und meist auch die entsprechende Moral aufwiesen, weitergegeben.
Bereits die Kelten postierten ihre Kult- und Einweihungsstätten immer auf mehrfach erdmagnetischen Punkten. Diese Punkte wurden auch beim Kirchenbau des Westens und den Moscheen des Ostens bis vor ca. 200 Jahren beachtet.
Meisterhaft in der Energiemanipulation zeigten sich die Aachener Dombauer - nicht nur durch Beachtung der kosmischen Mathematik mit Maß und Zahl, sondern auch durch die künstlich angelegten acht Wasserläufe, die sich im Oktogon über der Thermalader kreuzen.
Bis zum heutigen Tage soll das Volk nicht alle Wahrheiten erfahren! (Um manipulierbar zu bleiben?) Da unsere Worte alle einen Ursprung haben, entspringt das Wort geheim (Geh-Heim) der Tatsache, dass nur wenige Menschen eine Einweihung bekommen sollen. Viele fühlen den veränderten körperlichen oder mentalen Zustand nach einem Besuch von Kirchen oder Kraftorten, was auch der Sinn von Energiefeldmanipulationen ist.
Der Erdmagnetismus ist eine physikalische Tatsache und besitzt daher positive und negative Ladungspunkte wie alle Magnetfelder. Auf diesen Punkten reagiert das menschliche elektrische und magnetische Körpersystem durch Auf- und Abladung. Somit wurde seit Urzeiten diese terrestrische Energie bei Energielosigkeit und Krankheit oder bei Sorgen und mentaler Spannung von Eingeweihten für den Menschen genutzt. Darin sieht das Wort "BAU-BIO-LOGIE" seinen Ursprung: nämlich Harmonisierung durch die Gesetzmäßigkeit des Lebens im Haus (Bios = Leben, Logos = Gesetzmäßigkeit, Wort).
Beim heutigen Wohnungsbau werden Standpunkte beliebig nach städtisch freigegebenem Baugelände geplant und jegliche Störungsquellen wie Bodenenergie, Elektroinstallationen und Funkeinstrahlungen am Schlafplatz ignoriert.

Da der Mensch ein elektrisch funktionierendes Nervensystem und eine magnetische Bluteigenschaft besitzt, die auf diese unsichtbaren Energien reagieren - genauso wie auch die Clusterstruktur des Wassers in unserem Körper -, ist dies der Grund für viele Krankheiten, die von einem belasteten Schlafplatz ausgehen.
Kein Wunder, dass manche Therapien fehlschlagen, wenn man die Strahlungsfelder am Schlafplatz ignoriert. Eine ganzheitliche Therapie bedenkt auch alle äußerlichen Faktoren, die dem Körper Schaden zuführen können, besonders in der nächtlichen Regenerationsphase. Dabei ist das Vermeiden von negativen Feldern wichtiger als das Hinzufügen von hilfreichen Produkten oder Schwingungen.

Hätte man mir vor einigen Jahren gesagt, dass sich Erdstrahlen auf die Gesundheit des Menschen äußerst nachteilig auswirken, so hätte ich dies nicht geglaubt und für dieses Thema nur ein müdes Lächeln übrig gehabt. Da aber eigene körperliche Probleme, bei denen mir die Schulmedizin über viele Jahre nicht helfen konnte, nach der Schlafplatzsanierung verschwunden waren, schreibe ich diesen Bericht mit voller Überzeugung, auch in der Hoffnung, anderen Menschen damit helfen zu können.
Ich beanspruche mit diesem Buch keinen wissenschaftlichen Perfektionismus. Es wurde nicht für Wissenschaftler und nicht für Radiästhesisten geschrieben, sondern zur Patienteninformation für Menschen, die noch nichts über diese Thematik wissen; daher werde ich auch wichtige Informationen manchmal wiederholen.
Der Satz:: "WISSENSCHAFTLICHKEIT IST IRRTUM AUF DEM NEUESTEN STAND" veranlasste mich dazu, neues Wissen und Erfahrungswerte mit einfachem Schreibstil wiederzugeben.
Wenn Sie jedoch lieber etwas Spannendes als etwas Gesundheitsbringendes lesen möchten, beginnen Sie einfach mit den Kapiteln: FRÜHER UND HEUTE, IN DER NATUR oder KULTSTÄTTEN.

Teil I

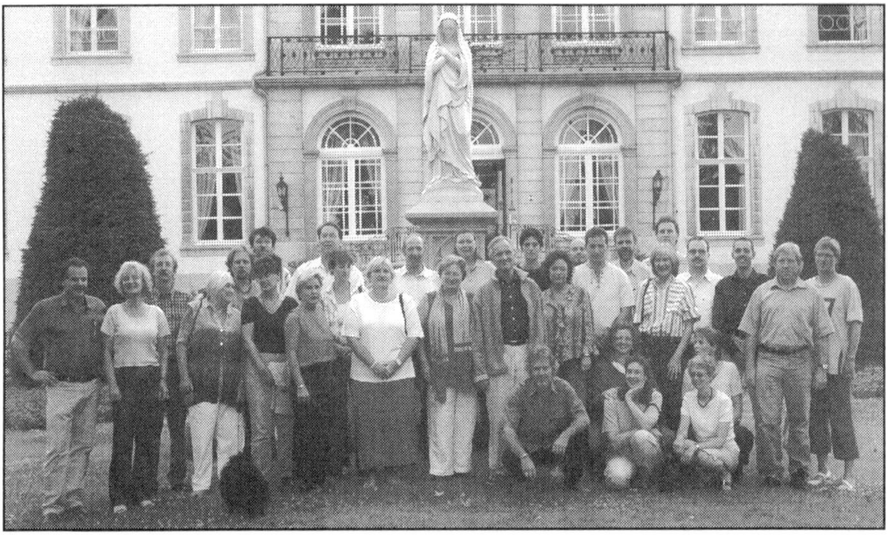

Ein Team von ca. 200 selbstständig arbeitenden Baubiologen, die mit dem System der frequenzangepassten Strahlungsneutralisation Geo-Safe-E® arbeiten, steht Ihnen national und international zur Verfügung.

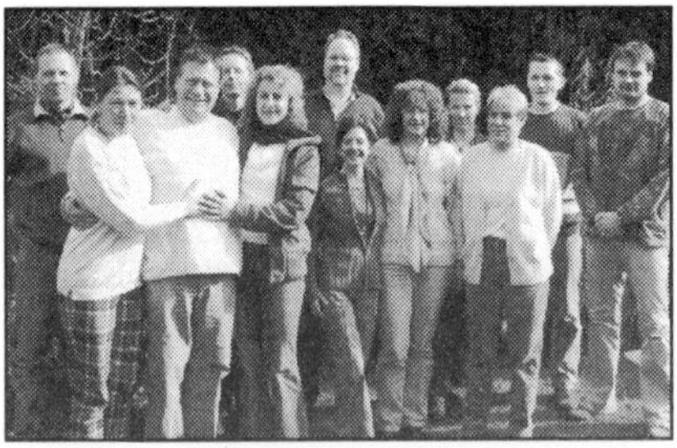

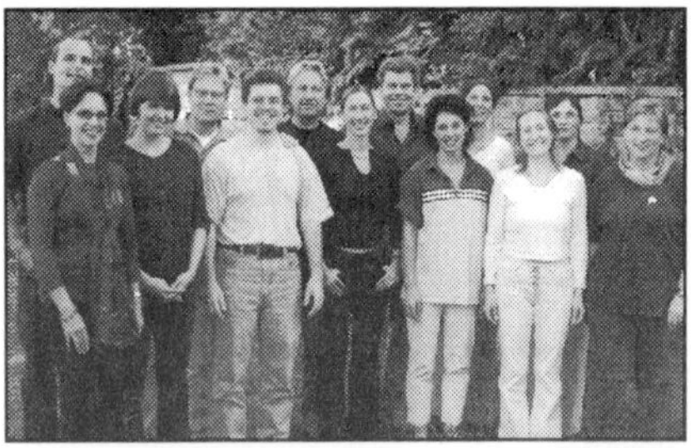

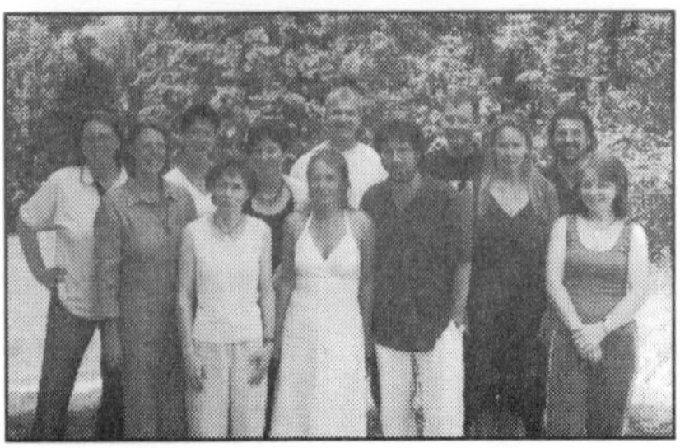

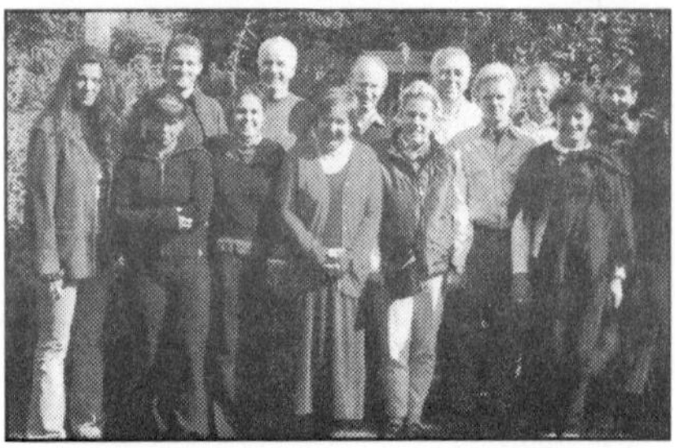

ÜBER DEN BETRIEB

Dieter Schäfer, Rutengänger und Baubiologe aus Aachen, entdeckte bereits zur Jugendzeit seine Fähigkeit, mit der Rute Störstrahlungen oder Brunnen ausfindig zu machen. Schon als Kind fühlte er Erdstrahlungspunkte mit den Händen. Seit 1978 beschäftigt er sich mit freien Energien. Nach jahrelanger Hobbyarbeit, vereinzelten Bettfreilegungen im Bekanntenkreis sowie zunehmenden Aufträgen von Heilpraktikern und Ärzten, entschloss er sich zu einem Studium der Baubiologie. Das Spektrum des Studiums reicht von der Materialkunde über die komplette Messtechnik bis hin zu Raumluft- und Materialanalysen in Zusammenarbeit mit einem staatlich anerkannten Labor für Umweltanalytik.
Doch nicht nur dieses anerkannte Studium, sondern vielmehr die beweisbaren Erfolge am Patienten in der Arztpraxis brachten die Vollbeschäftigung durch mehr als 50 Ärzte und Heilpraktiker.
Herr Schäfer bildet sowohl in seinem eigenem Seminarzentrum als auch in den Geomantie- und Feng-Shui-Instituten in Köln und Freiburg Rutengänger aus. Er ist Dozent für Geopathologie der Deutschen Paracelsus-Heilpraktikerschulen und Mitglied in vier Forschungskreisen im In- und Ausland, um eventuelle Neuheiten seinen Klienten gleich zugute kommen zu lassen. Wegen seiner überregionalen Bekanntheit arbeitet er nicht nur in Deutschland bis hin nach Sylt, sondern auch in Luxemburg, Holland, Belgien, Österreich, der Schweiz etc. Auch fliegt er ständig ins Ausland, um dort mit seinen Fähigkeiten Menschen zu helfen oder Brunnen zu suchen.
So wurde er sogar nach Rumänien, Schweden, Indien, Teneriffa, Bali und ins Heilige Land gerufen. Seine Störfeldneutralisationen befinden sich mittlerweile in über 40 Ländern der Welt - bis nach Hawaii.
Nachdem der führende deutsche Hersteller von medizintechnischen Bioresonanzgeräten unter vielen erprobten Entstörmitteln Herrn Schäfers frequenzangepasste Strahlungsneutralisation als breitspektral wirksam testete, beschloss er, diese in sein Programm aufzunehmen.

Nach schneller positiver Resonanz von einigen Ärzten bot dieser Hersteller diese Entstörungen seinem kompletten Therapeutenkreis in über 20 Ländern an. Über diesen Zugang zur Ärzteschaft ergab sich die Tatsache, dass nunmehr bereits ca. 2000 Ärzte und Heilpraktiker weltweit in über 20 Ländern erfolgreich mit den Entstörungen von Herrn Schäfer arbeiten (Stand 5/2004).

Des Weiteren hält Herr Schäfer über 30 Vorträge im Jahr und gibt fast genauso viele Seminare für Interessenten und bei Therapeutentreffen. Aber die tägliche Arbeit besteht darin, Hausuntersuchungen bzw. Arbeits- und Schlafplatzuntersuchungen durchzuführen. Bei einer solchen Untersuchung (Euro 170/Schlafraum) geht er systematisch 30 Störpunkte am Schlafplatz durch und bespricht diese dann mit den Patienten. Die Patienten werden nicht nur nach schwingungsmedizinischen Untersuchungen, Rückschlägen bei Homöopathie-Therapien, kinesiologischer Testung oder Schlafstörung von den Therapeuten an ihn vermittelt, sondern häufig auch prophylaktisch, um Krankheiten vorzubeugen und Therapien zu vereinfachen. Bei jedem Hausbesuch erhält der Auftraggeber einen vielseitigen Bericht. Der vermittelnde Arzt erhält den Arbeitsbericht, wie in diesem Buch abgebildet. Sollte jemand eine Schlafplatzuntersuchung wünschen, der nicht von Therapeuten vermittelt wurde, so kann Herr Schäfer aufgrund seiner Zusammenarbeit mit dem Therapiegerätehersteller auf über 6000 Therapeutenadressen im In- und Ausland zurückgreifen, um eine schwingungsmedizinische Diagnose oder Therapie zu vermitteln. Somit ist gewährleistet, dass seine Arbeit fast weltweit medizinisch überprüft werden kann und seine Klienten eine sanfte ganzheitliche Therapie zur Unterstützung bekommen können.

Herr Schäfer war mittlerweile sieben mal in TV-Berichten. Schlafplatzuntersuchungen wurden mitgefilmt, Patienten berichteten über schnelle Heilungen, Ärzte dokumentierten ihre Erfolge mit seinen Schlafplatzuntersuchungen und Entstörungen sowie den medizintechnischen Nachweis seiner Arbeit. Dass jedoch die meisten Heilerfolge mittels seiner Entstörung entstanden, wagte man in den Berichten nicht auszustrahlen. Alle Hinweise der Patienten auf die Neutralisationskugeln sowie alle Aufnahmen der Kameraleute wurden herausgeschnitten. Alte Wege neu zu beschreiten bedarf manchmal Mut. Jedoch geben die Heilerfolge die Kraft dazu, sowohl Herrn Schäfer, den Ärzten und Heilpraktikern als auch mir.

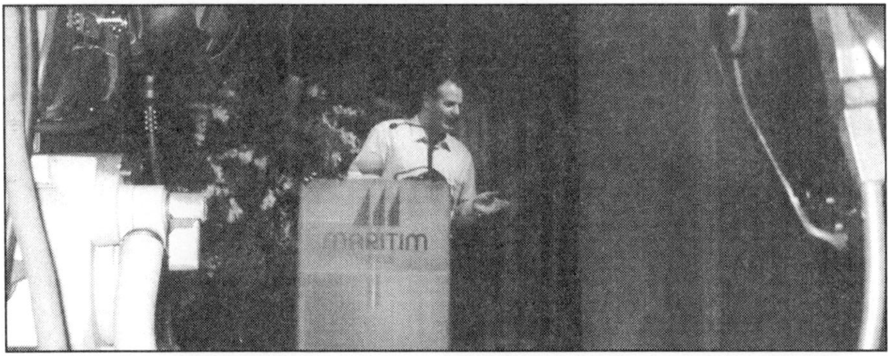

Auf internationalen schwingungsmedizinischen Kongressen berichtet Herr Schäfer mit großem Erfolg über das Geo-Safe-E®-System.

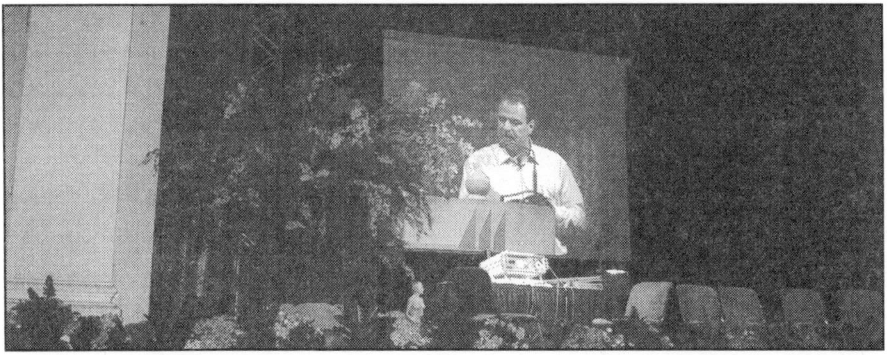

Über 430 Ärzte und Heilpraktiker, die teils bereits mit den Entstörungen von Herrn Schäfer arbeiten, lauschten interessiert den Erklärungen der medizinisch-physikalischen Zusammenhänge.

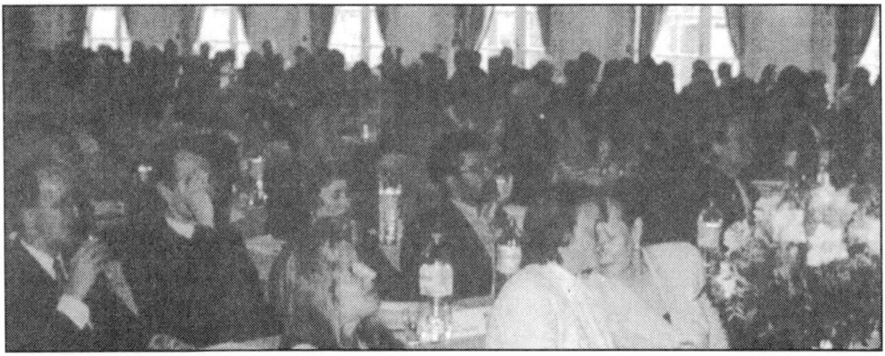

Arzt- und Heilpraktikerbericht

BAUBIOLOGIE Dieter Schäfer

Grünenthal 6 · 52072 Aachen-Richterich · Tel. 0241-171723, Fax 9800218
MESSUNGEN · ENTSTÖRUNGEN · BERATUNG
Dozent der FS Institute Köln, Freiburg und der DPS Schulen
www.baubiologie-schaefer.de

BAUBIOLOGISCHE BERATUNGSSTELLE · AACHEN ®

BAUBIOLOGIE SCHÄFER · Grünenthal 6 · 52072 Aachen

Aachen, den ....

Sehr geehrte(r) ....,

auf Wunsch Ihres Patienten ....
sende ich Ihnen hiermit in ***Kurzform*** den Bericht der angetroffenen Schlafplatzsituation anhand der technischen und radiästhetischen Messung zu. Ich hoffe hiermit bei der Heilhilfe Ihres Patienten behilflich sein zu können.

■ GEOPATHISCHE STRAHLUNGEN:

- ~~ O Wasserader (blau)
- O Aufgelagerte Wellen auf Wasserader...............
- ~.~ O Ionisierende Winkelstrahlung von Wasserader (blau)
- ^^^ O Geologischer Bruch (als Schlafplatz meiden)
- :::: O Radioaktivität .... bis .... µ S (0.18 µ S sollten nicht überschritten werden)
- — O Globalgitter nach Dr. Hartmann (rot)

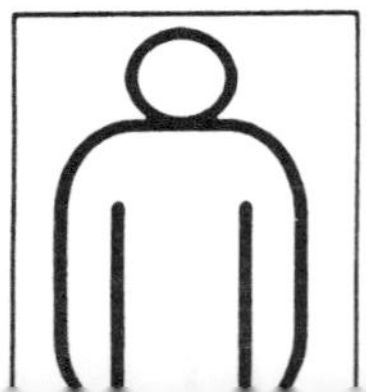

— O Benkerlinien (rot)
(Linien als Schlafplatz meiden)

= O Curry-Netz nach Dr. Manfred Curry (grün)
(Linien als Schlafplatz meiden)
O Spiegelreflexionen aufs Bett
O Metallreflexionen auf Bett ....
O Magnetische Anomalien O Erze O Kohle O Hohlräume O Gasblasen

■ ELEKTROTECHNISCHE STRAHLUNGEN:

		frei	gering	bedenklich	zu hoch
Niederfrequenz	O Magnetische Felder (rot): (soll: < 30 nT)	O	O	O	O
	O Elektrische Felder (grün): (soll: < 10 V/m)	O	O	O	O
Kapazitive Ankopplung	O auf Hauserdung	O	O	O	O
	O auf Wasserleitung	O	O	O	O
	O auf Heizungssystem	O	O	O	O
	O auf Metall-Treppengeländer	O	O	O	O
	O auf Metallteilen im Raum	O	O	O	O
Hochfrequenz	O ungepulste Strahlung (Funk) (soll: < 1 mV/m)	O	O	O	O
	O gepulste Strahlung („Handy" Funkturm)	O	O	O	O
	O gepulstes Hausfunktelefon	O	O	O	O
	O Radar O technisch O radiästhetisch	O	O	O	O

Störfaktor Bett:
O Wasserbett
O Heizdecke
O Motorlattenrost (bitte entfernen) O Strominduktion vorhanden
O Metallrahmen/-bett (bitte entfernen) O Strominduktion vorhanden
O Federkernmatratze (bitte entfernen) O Strominduktion vorhanden
O Magnetfeldverzerrung durch Federkernmatratze ....

Zu beachten:
O Computerarbeitsplatz wurde O entstört O nicht eintstört
O Eigenes Handy wurde O entstört O nicht eintstört
O Schnurloses Haustelefon wurde O entstört O nicht eintstört

Weitere Störfaktoren:
O Fussbodenheizung
O Nachtspeicherheizung in Bettnähe
O Technische Einrichtung unter dem Bet
O Technische Einrichtung unter dem Zimme
O Technische Einrichtung im Nebenraun
O Satelitenschüssel in Bettnähe
O Starkstromleitungen in Bettnähe
O Bahnstrom 16 ²/₃ HZ am Bett

O STÖRUNGSFREIER SCHLAFPLATZ SOWIE ENTSTÖRUNGEN WURDEN O BESPROCHEN O AUSGEFÜHRT O VERANLASST
O ANDERES ZIMMER O WURDE EMPFOHLEN O NICHT MÖGLICH O AUCH BELASTET

Bitte fragen Sie bei der Nachprüfung der Strahlenbelastung ob der Patient ALLE Maßnahmen vollzogen hat.

■ **RAUMLUFT-ANALYSEN:** O Erfolgen mittels separatem Bericht eines staatlich anerkannten Labors für Umweltanalytik

Mitglied: Berufsfachverband der Geopathologen, Genossenschaft für Radiästhesie, Geopathologie und Strahlenbiologie, St Gallen
Interessengemeinschaft ganzheitlich praktizierender Ärzte und Heilpraktiker, Aachen

PHYSIKALISCHE UND NATÜRLICHE ASPEKTE VON SCHWINGUNGEN UND TYPISCHE KRANKHEITSBILDER

Kommentare berühmter Wissenschaftler:

Max Planck sagt hierzu: "... tatsächlich gibt es überhaupt keine Materie, alles besteht aus Strahlung."

Albert Einstein beschreibt: "Was sich unseren Sinnen als Materie darstellt, ist in Wirklichkeit eine hohe Konzentration an Energie auf kleinstem Raum."

Der US-Quantenphysiker David Bohm betrachtet Materie als kondensiertes, eingefrorenes Licht. "Alles ist aus Energie geformt und lebt durch Energie. Elektromagnetische Wellen sind die Träger dieser Energie und übermitteln hierüber die Information für alle Lebensfunktionen. Zu dieser strahlenden Umgebung steht unser Körper, der selbst ein energetisches System ist und Energie abstrahlt, in enger Wechselbeziehung.
Unser Körper bezieht seine Energie nicht nur aus der Nahrungsumwandlung, er absorbiert auch Energie und Informationen für seine Lebenssteuerung von außen, dem kosmisch terrestrischen Strahlungsfeld, und organisiert damit seine Ordnungskräfte."

Herr Schäfer hierzu in Kurzform:
DER GESETZGEBER TOLERIERT
viele Gifte und Strahlungsfelder,
IHR KÖRPER NICHT!

Bevor ich die Strahlungsfelder erkläre, möchte ich in Kurzform darstellen, warum der Körper überhaupt auf Störstrahlung reagiert:
Dass wir Eisen im Blut haben, weiß jeder, aber dass es der Menge von ca. 14-16 Nägelchen entspricht, weiß kaum jemand. Dieses Eisen reagiert rein physikalisch, wie auch jede Zelle und jedes Wassermolekül, auf elektromagnetische Einwirkung. Als Eisenpulver ergäbe dies unter Magnetismus eine Formation.
Ein ganz einfacher Erklärungsversuch: Stellen Sie sich einen Magneten vor, auf dem sich Eisenkügelchen befinden. Sie sehen einen materialisierten Körper. Bei einem Therapieversuch in der Materie würde man versuchen, diese Kügelchen in eine andere (gesunde) Form zu bringen. Dies misslingt häufig, da die Energie im Magnet sie zurückzieht. In der ganzheitlichen Therapie versucht man, die Energie (im Körper) zu harmonisieren. Verglichen mit unserem Beispiel hieße das: Wir verändern das Magnetfeld und nicht die Kügelchen, denn bei Veränderung des Magnetfelds (Energiefeld) kann sich die Materie (Körper) selbständig korrigieren.
So ist auch der Erfolg der Magnetfeldtherapie in der Arztpraxis zu erklären, jedoch auch der häufige gesundheitliche Rückfall, wenn der Schlafplatz nicht vom Magnetismus befreit oder entstört wurde.
Teils sehr negative Erfahrungen kann man jedoch mit Magnetmatten im Bett zur Schlafplatzentstörung machen. Sie bauen ein künstliches Feld auf, das auch viele positive Erdstrahlen abhalten kann. Auch wenn man anfänglich häufig gute Schlaf- und Gesundheitsverbesserung verspürt, so kann man später auch Rückschläge erleben, da das positive natürliche Strahlungsfeld teilweise fehlt.
Genauso einleuchtend ist, dass auch elektrische Felder und Funkwellen auf den Körper einwirken:
Eigentlich sehen wir z. B. keine Farben, sondern nur Lichtwellen, die von den Objekten in unsere Augen reflektiert werden, um dann hinter den Augen in elektrische Schwingungen umgewandelt zu werden. Unser Gehirn und Nervensystem arbeiten ausschließlich mit bioelektrischen Impulsen und biochemischen Wechselwirkungen. Bekommt dieses Körpersystem nun von außen elektrische oder magnetische Impulse eingegeben, so reagiert es und bringt dem Körper Nerven- und Muskelreaktionen, bis hin zu Verkrampfungen, Schmerzen, Krank-

heiten etc.. Besonders nachts, wenn der Körper sich entspannt, nehmen die Zellen Schwingungsinformationen viel stärker auf.
Hierzu wieder ein einfaches Bild: Viele von Ihnen kennen vom Physikunterricht noch das Experiment mit dem abgeschnittenen Froschbein (traurig, aber lehrreich). Der Frosch ist längst tot, am Bein wurden zwei Käbelchen angeschlossen und ein geringer Strom zugeführt. Das Bein reagiert. So wirken Impulse auf unseren Körper.
Es ist bekannt, dass körpereigene biochemische Regulierungskräfte im Gehirn durch elektromagnetische Schwingungen gesteuert werden und Störstrahlungen - besonders in der nächtlichen Regenerationsphase - zu Fehlsteuerungen und somit zu Fehlfunktionen im Körper führen können, die Allergien oder Krankheiten bis hin zu Krebs zur Folge haben können.
Setzt man Zellen Strahlungsfeldern aus, so wird der bioenergetische Rechts-Spin der Zelle in einen Links-Spin umgewandelt. Geschieht dies, so kippt der pH-Wert (Säure-Base-Wert) um, und der Körper kann nicht mehr im richtigen Maße rote und weiße Blutkörperchen produzieren.
Hiermit ist das Immunsystem angegriffen und die negative Kettenreaktion kann starten. Bei allen ganzheitlichen Krebstherapien werden stets zuerst alle Säurefaktoren ausgeglichen. Hierbei werden häufig die säureproduzierenden Strahlungsfaktoren ignoriert. Man bedenke, dass in der Schulmedizin Krebs auch wieder mit Strahlung behandelt wird.
Die Strahlungsbelastung am Schlafplatz kann heutzutage durch moderne Einrichtungen im Raum oder Nebenraum (Nachbar?) und durch die überall vorhandene Funkeinstrahlung wesentlich höher sein als die Stromflüsse der eigenen Nervenzellen. Veröffentlichte Studien in den USA und in Schweden sehen es als erwiesen an, dass sich das Leukämierisiko verdreifacht, wenn die magnetische Flussdichte 80nT (nT = nano Tesla = technische Maßeinheit) übersteigt.
Immunschwächen, Allergien, Schlafstörungen, Unruhe, Schmerzen, Depressionen, Rückenprobleme, vegetative Dystonie, Tinnitus, Krebs, Organerkrankungen werden häufig mitverursacht durch Erdstrahlen und elektromagnetische Felder am Schlafplatz oder auch am Computer.
Schon die kleinsten Impulse wirken - einzeln oder gemeinsam. Die Umweltreize aus der Atmosphäre, vom Boden, von technischen Einrichtungen etc. wirken auf Atome und Zellen, letztlich auf den gesam-

ten Körper und beeinflussen besonders Nerven, Zell- und Gensubstanz, Sicherungs- und Steuerungssysteme, Stoffwechsel, Immunsystem, Blutbildung und Blutkreislauf.
Deshalb: Ob als Heilhilfe oder zur gesundheitlichen Vorbeugung, ist die baubiologische SCHLAFPLATZUNTERSUCHUNG vom geprüften Fachmann zu empfehlen.
Jede menschliche Zelle ist in sich ein Mikrokosmos, der genau wie der Körper durch elektrische Befehle funktioniert. Genauso wie der Netzstrom im Haus hat auch jede einzelne Zelle eine bestimmte Frequenz. Dies soll nur als Beispiel dienen, da alles in verschiedenen Frequenzen geschieht und es davon unzählige gibt.
Bei jeglicher Aktivierung auf dieser Erde werden Schwingungen erzeugt, die man einfacher mit dem Erklärungsbild von Schwingungswellen vergleichen kann, die entstehen, wenn man einen Stein ins Wasser wirft. Mehrere Steine gleichzeitig ins Wasser geworfen, erzeugen auf der Wasseroberfläche diffuse Wellen.
Da der Mensch ein in sich harmonisches Energiefeld von vielen Schwingungen ist, können diverse Schwingungen von außen dieses gesunde menschliche Energiefeld in Disharmonie bringen und dadurch Krankheiten verursachen.
Der urbelassene Mensch hatte Intuition und ist instinktiv Negativem aus dem Weg gegangen. Naturvölker hatten ihren Grund, Tier- und Opferschlachtungen vorzunehmen, um die Eingeweide zu lesen: Waren die Organe des Tieres krank, so schlossen die wandernden Indianer daraus, dass die Landschaft beim Verbleib dem Menschen schaden könnte.
Alle kennen die Berichte, dass manche kleine Kinder oder Babys in ihren Bettchen immer wieder in eine Ecke rutschen oder sich quer legen - sie weichen intuitiv Störstrahlungen aus - zumindest bis zum Bettrand.
Den modernen Menschen wurde Intuition aberzogen und durch Logik ersetzt. In der ganzheitlichen Heilung versucht man, möglichst keine materiellen Eingriffe vorzunehmen, es sei denn, es ist wegen einer fortgeschrittenen Krankheit unvermeidbar. Man bemüht sich stattdessen, die kooperative Harmonie zwischen den Zellen wiederherzustellen. Aus diesem Grund soll man Reizstrahlungen in der Regenerationsphase vermeiden.

DIE MODERNE SCHWINGUNGSMEDIZIN

Die ursprüngliche Benennung eines Arztes war MEDICUS, was so viel bedeutet wie der, der in die Mitte führt. Ein ARZT galt als der Artist des Lebens, Künstler des Lebens.
Das heißt, wenn die menschlichen Zellen aus ihrer gesunden Schwingung gerieten, wurden diese wieder in die ursprüngliche Harmonie zurückgeführt. Seit ca. 20 Jahren ist die Messtechnik so weit fortgeschritten, dass man die Schwingungen des Menschen mit Elektroden aufnehmen und in Geräten modulieren kann. Diese Schwingungen werden dann abgeschwächt, verstärkt, oder es werden Gegenschwingungen durch Phasenverschiebung erzeugt. Diese modulierten Schwingungen werden dann dem Patienten wieder zugeführt, wodurch die Heilung des Patienten erfolgen kann.
Somit werden viele chemische Präparate, die häufig Nebenwirkungen verursachen, meist überflüssig. Die Wirkungsweise ist ähnlich der Homöopathie, die mit Schwingungen aus der Natur den Menschen wieder in die gesunde Mitte führt. Die modernen Geräte der Schwingungsmedizin sind in der Lage, für jede Krankheitsfrequenz eine Heilfrequenz zu erzeugen und diese dem Körper zuzuleiten.
Mittlerweile gibt es mehrere Hersteller dieser feinstofflich arbeitenden Geräte in ganz Europa. Diese Geräte heißen Bioresonanzgeräte und werden von über 100 Ärzten und Heilpraktikern allein im Radius von 100 km um Aachen eingesetzt (ca. 15.000 weltweit). Die hohe Heilwirkung hat sich in der Welt der alternativen Mediziner schnell Überzeugung verschafft. Wichtig ist es jedoch, die nächtliche Regenerationsphase im Bett von Reizstrahlungen frei zu halten, die jegliche feinstoffliche Therapie nicht nur erschweren, sondern auch Krankheiten verursachen und manche Heilung sogar unmöglich machen. Wiederholterweise: Da störende Reizstrahlungen in der nächtlichen Regene-

rationsphase negative Schwingungen auf Zellen und Nervenbahnen ausüben und somit jeglicher Heilfrequenz und der Homöopathie entgegen wirken, ist ein strahlungsneutraler Schlafplatz notwendig, um raschen und auch anhaltenden Heilerfolg zu haben.
Die baubiologische Tätigkeit ist zu vergleichen mit einem Regenschirm über dem Bett an Stelle von täglichen Trocknungs-Therapien.

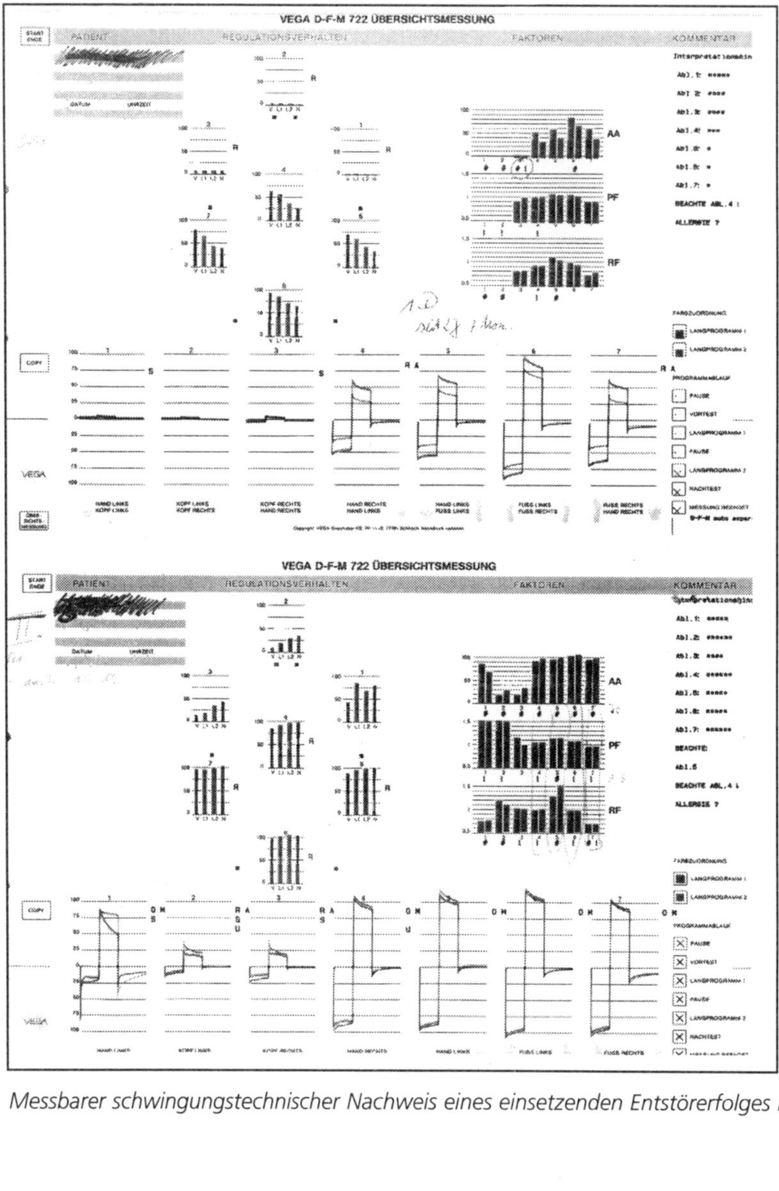

Vorher

Nachher

Messbarer schwingungstechnischer Nachweis eines einsetzenden Entstörerfolges nach 1 Std.

SCHWINGUNGSEMPFINDLICHKEIT DER MENSCHLICHEN ZELLE

Wie bereits erwähnt, werden alle Zellen in sich selbst wie auch im ganzen Körper untereinander durch feinste elektrische Ströme koordiniert. Auch das Nervensystem und das Gehirn werden durch geringste Energiepotentiale gesteuert. Macht man sich bewusst, dass diese Spannung ungefähr 70mV beträgt (mV = Millivolt, Maßeinheit für elektrische Spannung), so kann man wohl kaum bestreiten, dass Reizstrahlungen von negativem Einfluss für den Körper sind. Zumal, wenn diese auf dem Bettplatz oft eine Feldstärke von bis zu 100V/m (Volt pro Meter) aufweisen. Hinzu kommt häufig ein magnetisches Feld. Auch findet man häufig Flussdichten von über 500nT (nT = nano Tesla, Maßeinheit für magnetische Felder, benannt nach Herrn Tesla, Mitbegründer unserer Wechselstromversorgung) am Bettplatz, die in freier Natur nur unter einer Hochspannungsleitung zu messen sind.
Verursacht werden diese hohen Werte durch unbedachte Handhabung von elektrischen Geräten am Schlafplatz oder auch von der HiFi-Anlage oder TV des Nachbarn an der anderen Wandseite sowie von elektrischen Leitungen im Mauerwerk. Dadurch werden die medizinisch biologischen Grenzwerte für den Schlafplatz, die höchstens bei 10V/m oder 30nT liegen, um ein Vielfaches überschritten (schwedischer Grenzwert SAGO: 1V/m bzw. 10nT). Auch überhöhte Funkintensitäten von naheliegenden Funktürmen sind nicht selten. Unser elektrisch funktionierendes Nervensystem kann sich dann kaum noch im Bett entspannen, da es von außen zu starke Energiezufuhr erhält.
Die innerkörperlichen Funktionen entnehmen Sie bitte den folgenden Seiten.

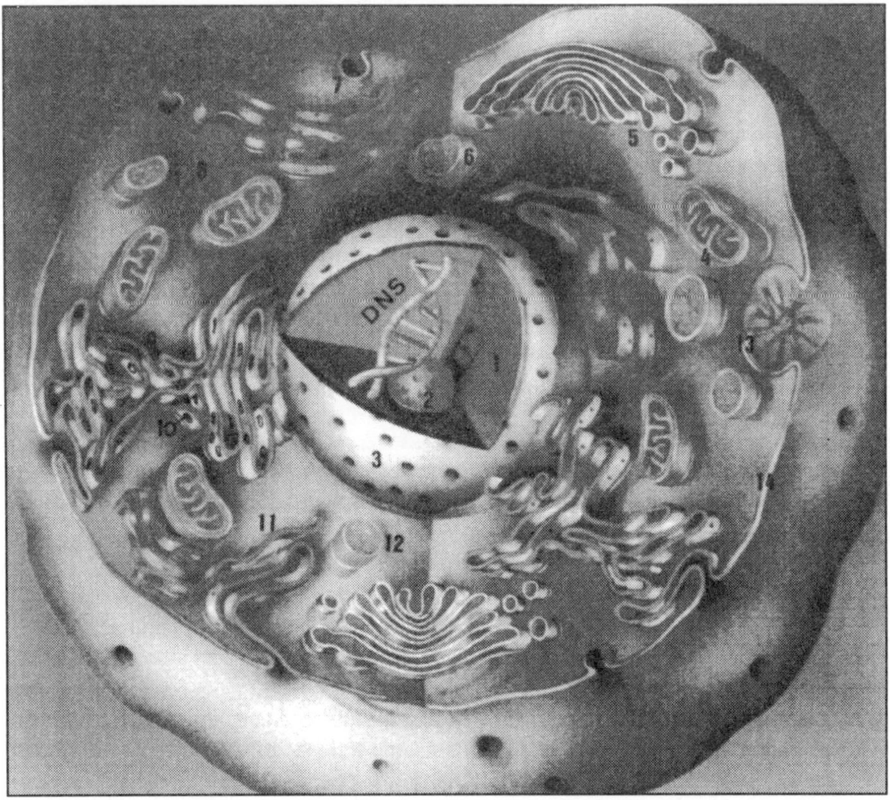

Die Zellen arbeiten in sich und untereinander auch mittels feinster elektrischer Schwingungen (Photo der Zelle entnommen aus "Elektrosmog" Prof. Dr. Varga).

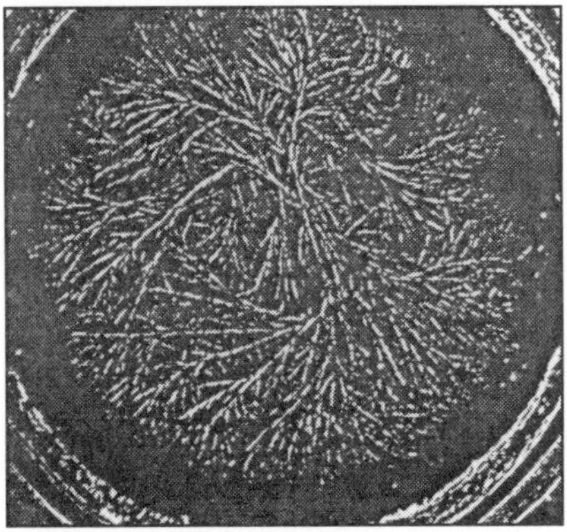
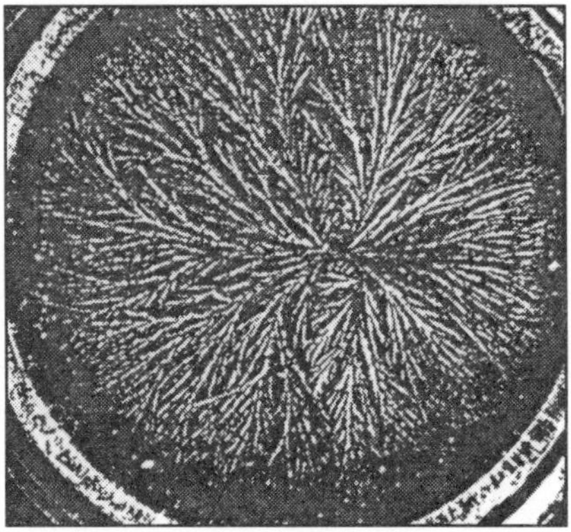

Kochsalzlösung getrocknet unter magnetischem Einfluß (links) und ohne magnetischen Einfluss (rechts).

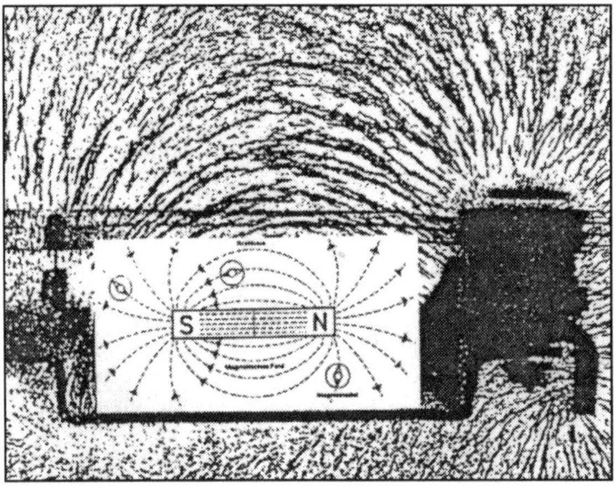

Eisenpigmente im Magnetfeld

Noch mal in Kurzform: Magnetische Reaktionen geschehen auch mit unserem Bluteisen und der Clusterstruktur des Wassers, das hochprozentig in unserem Körper enthalten ist, wenn unser Körper einem Magnetfeld ausgesetzt wird, egal ob einem Erdmagnetfeld oder einem künstlichen Magnetfeld. Die Zelle reagiert auf beide! In der Biophysik wird dann von einem Links-Spin im Blutbild gesprochen. Dieser Links-Spin verursacht ein Ungleichgewicht in der Herstellung von roten und weißen Blutkörperchen, d.h. das Immunsystem wird angegriffen und vielfache Krankheiten können hervorgerufen werden. Alle Alternativ-Mediziner stellen bei jeglichen Krebsarten diesen Links-Spin in den Zellen fest.

Hierzu einige wissenschaftliche Ausarbeitungen, die auch andere Aspekte beleuchten:

Auszug aus "ELEKTROSMOG", Prof. Dr. Varga, i. R. Universität Heidelberg

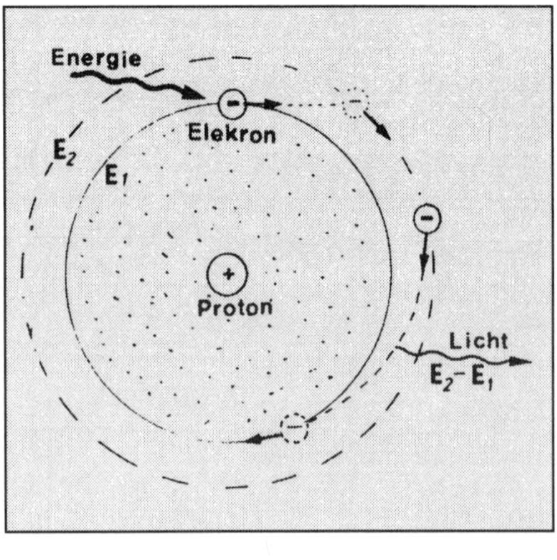

Wenn ein Elektron auf seiner Kreisbahn (E1) von einem Photon angestoßen wird und auf ein höheres Energieniveau (E2) gehoben wird, ist das Atom (Molekül) angeregt. Von diesem höheren Energieniveau (E2) wird es

spiralförmig in seinen Grundzustand zurückkehren. Die Energiedifferenz E2 - E1 wird in Form von Licht abgestrahlt (so arbeitet z. B. die Leuchtstoffröhre). Das ist elektrische Wirkung!

Im Grundzustand (A) hat z. B. ein Wasserstoffatom kompensierte (Kern und Elektron) Spinrichtungen. Bei einem zugeführten Energiequant können beide Spins dieselbe Richtung einnehmen (B). Wenn die Einwirkung aufhört, kippt der Elektrospin wieder in den Grundzustand (Spininversion) und strahlt im Mikrowellenbereich, 21cm-Strahlung. Das ist magnetische Wirkung!

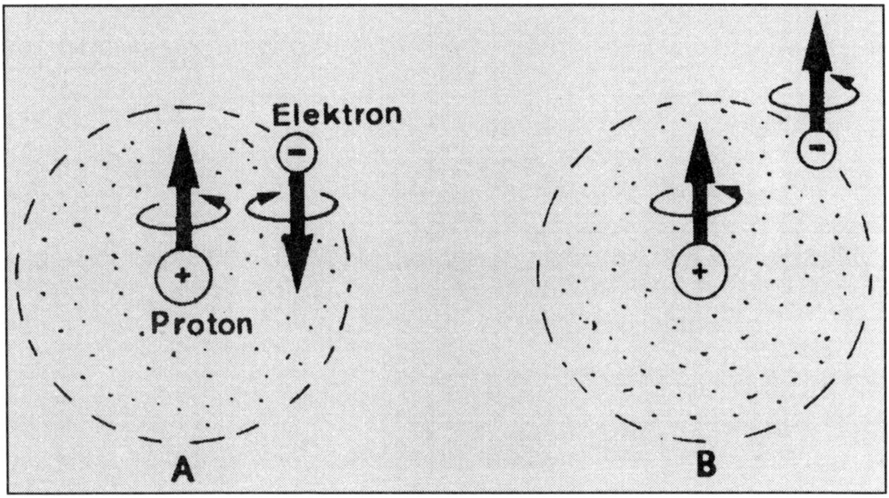

Diese Ausarbeitung von Prof. Dr. Varga verdeutlicht die Einwirkungsmöglichkeiten von Energiefeldern auf unsere Körperzellen leicht verständlich.

Bei vielen Krebspatienten, die sich im Anfangsstadium der Erkrankung befanden, konnte durch die Bettplatzsanierung, durch Regulierung des Säure-Basen-Haushaltes und weiteren Alternativ-Behandlungen die Krebserkrankung geheilt oder zum Stillstand gebracht werden. Diese Tatsache allein sollte überzeugend genug sein, sich für diese Thematik zu öffnen.

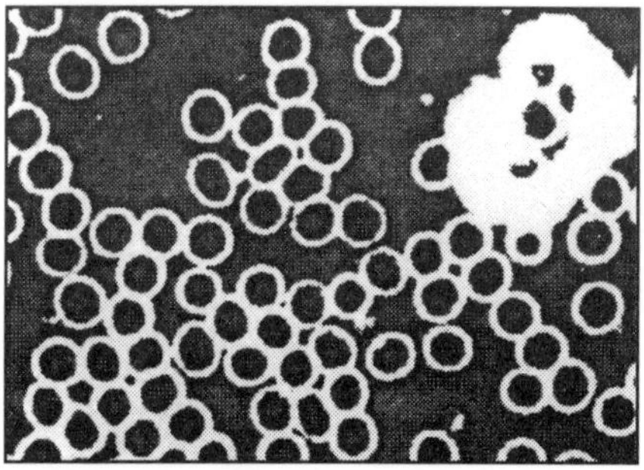

Normales Blutbild
Hier z.B. vor einem Telefonat mit einem Schnurlostelefon oder Handy

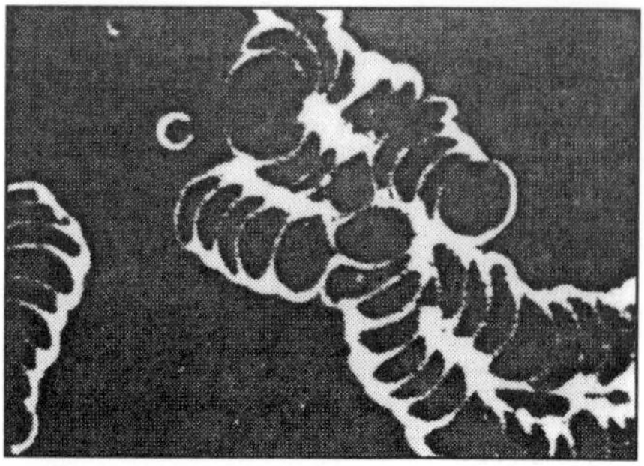

Magnetisiertes Blutbild
Nach drei Minuten Telefonat im Ohr entnommen.

Ferner kann man im Dunkelfeld-Mikroskop deutlich erkennen, dass sich im Blut Ketten von Blutpartikeln bilden können.

Der Grund dieses Geschehens ist die Veränderung der elektrischen Ladung eines jeden Blutpartikelchens, zum Teil mittels Beeinflussung durch Magnetismus. Sie liegen dann wie Münzen halb übereinander und verhindern, dass sich Sauerstoffmoleküle anbinden können. In der Medizin spricht man hierbei vom Geldrollen-Phänomen. Dies hat nicht nur Sauerstoffarmut im Blut zur Konsequenz, sondern auch häufig viele Krankheiten, Müdigkeit, Konzentrationsschwäche, Schwächeanfälle, Abgeschlagenheit, Schwindel und viele weitere Symptome. Die Reihe der Krankheiten, die auf einen gestörten Schlafplatz oder Arbeitsplatz zurückzuführen sind, ist unendlich. Alle Mediziner, die bioenergetisch testen, stellen bei Patienten, die unter Neurodermitis oder Allergien leiden, sehr häufig geopathische Störungen fest. Ein Teil der möglichen Erkrankungen wurde im Textbeginn bereits erwähnt, jedoch muss man hinzufügen, dass die menschlichen Zellen vielerlei verschiedene Reaktionen bei Störstrahlung aufweisen können. Somit ist es schwierig, festgelegte Behauptungen über Krankheitsursachen aufzustellen.

Da auch ich, wie schon erwähnt, langjährige Probleme in diesen Bereichen hatte, bei denen mir alle Therapien der Schulmedizin nicht helfen konnten, jedoch eine spontane Verbesserung bis hin zur Heilung nach der Schlafplatzentstörung eintrat, interessiere ich mich im höchsten Maße für diese Thematik und kann den Zusammenhang zwischen

chronischen Krankheiten und Reizstrahlungen am Schlafplatz zu 100% bestätigen.
Leider verbinden die meisten Menschen den gestörten Schlafplatz nur mit Schlafproblemen und Rückenschmerzen, jedoch kann über die elektrische Funktionsstörung und magnetische Blutkomponente ein komplexes Bild von vielfältigen Krankheitsmöglichkeiten entstehen.
Hiermit wird jedoch nicht behauptet, dass der gestörte Schlafplatz der Alleinverursacher aller Krankheiten ist.
Für alle, die wissenschaftliche Beweise brauchen, folgen einige weitere Seiten mit Originalzeichnungen der Universität Heidelberg.

Auszug aus "ELEKTROSMOG", Prof. Dr. Varga, i. R., Universität Heidelberg

Mögliche Störstellen im Körper *(Originalzeichnungen der Universität)*

Besonders kritische Stellen im Körper des Menschen in Bezug auf elektromagnetische Felder und Strahlen sind:
- Plasmamembranen (Integralproteine, Ionenkanäle)
- Nervenfasern (Ionengleichgewicht – Ionenpumpe)
- Synapse (Neurotransmitter – z. B. Acetylcholin, Adrenalin) sowie
- Drüsen (Hormonspiegel, z. B. Zirbeldrüse, Schilddrüse usw.)

1. Normalerweise öffnet und schließt der Ionenkanal seine Tore je nach Höhe des Membranpotentials. Er ist ein gewisser Spannungsregler. Dieser kann auch mit technischen Feldern und Strahlen tätig werden.

(Auch Strahlung am Schlafplatz)

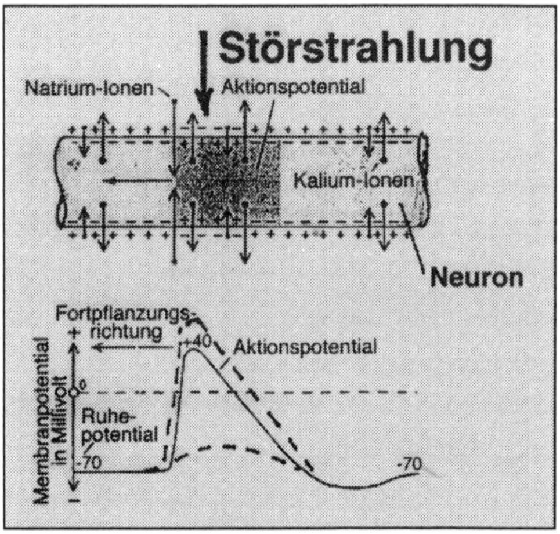

2. Normalerweise werden die Neurotransmitter (Acetylcholin, Adrenalin) bei dem Eintreffen eines Impulses ausgeschüttet. So ein Impuls kann durchaus auch von Feldern und Strahlen induziert werden.

(Adrenalin zum Einschlafen?)

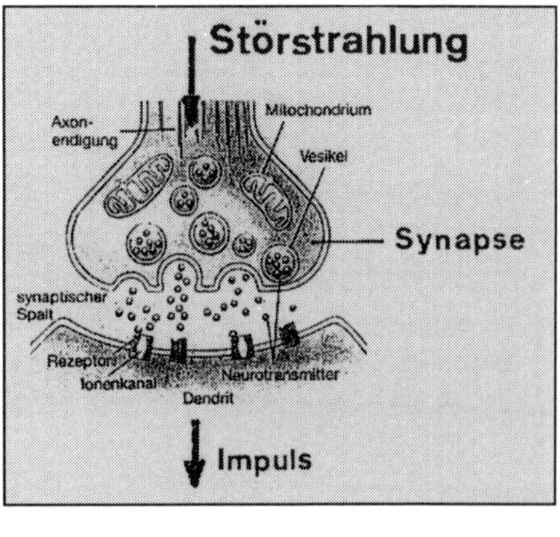

3. *Weil die hochfrequenten elekromagnetischen Strahlen nur geringe Eindringungstiefe haben und unsere lichtempfindliche Zirbeldrüse in der Kopfmitte ist, können die lichtinduzierten, elektrischen Impulse nur durch die Netzhaut empfangen werden.* ***Niedrigere Frequenzen von elekromagnetischen Feldern und Strahlen können aber mit ihrer größeren Eindringungstiefe die Zirbeldrüse direkt erreichen.***

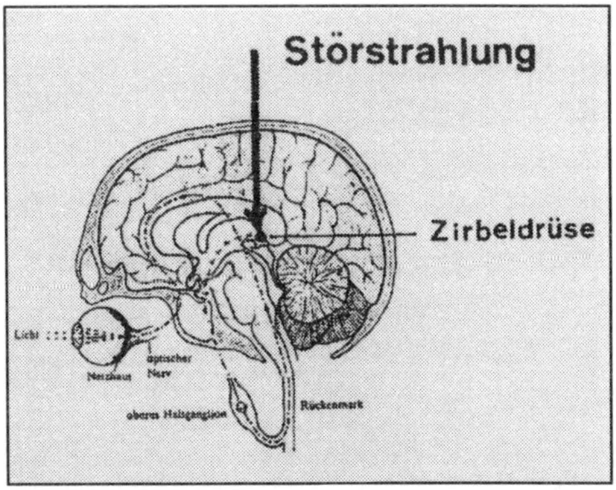

Diese wissenschaftlichen Erkenntnisse bestätigen die medizinischen und baubiologischen Erfahrungswerte, genauso wie auch den erhöhten Mineralverbrauch in Strahlungsfeldern. Und weiter:

Täuschung der Synapse

Die Synapse ist eine Verbindungsstelle zwischen Nervenzellen (Axon zu Dendrit). Wird ein Neuron erregt, wird das entstandene Potential bis Ende des Axons, d. h. zur Synapse weitergeleitet. Dieses Potential kann leider auch durch Störstrahlung erzeugt werden.

In der Synapse werden durch die entstandene Elektrisierung aus spe-

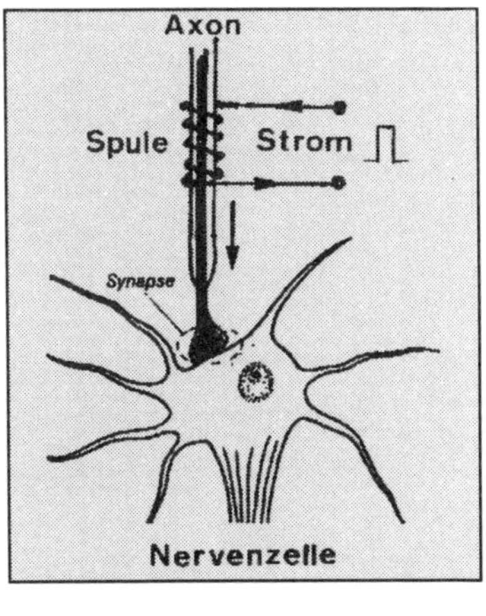

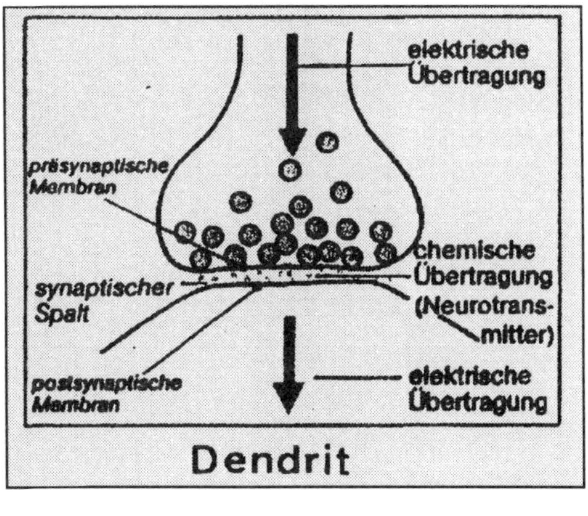

ziellen Bläschen chemische Botschaften (Acetylcholin, Adrenalin) ausgeschüttet. Sie dringen durch den nachgeschalteten synaptischen Spalt und durch Rezeptoren ins Dendrit ein, wo ein elektrischer Impuls ausgelöst wird. Das geschieht unter Öffnung und Schließung der Ionenkanäle in den Nervenmembranen.

In jahrelangen Studien hat Prof. Dr. Varga versucht die Ursachen von Krebs zu ergründen und schreibt hierzu:

Das Krebsproblem

Krebs, eine Sammelbezeichnung für verschiedene Varianten bösartiger Zellwucherungen, entsteht, wenn Genveränderungen (Mutationen) die normale Regulation in einer einzelnen Zelle durcheinanderbringen, so dass sich diese fälschlicherweise mit letztlich tödlichen Folgen vermehrt. Solche Mutationen können durch karzinogene Stoffe oder **Strahlen** *ausgelöst werden. Diese können direkt (Auslösung des Zellwachstums) oder indirekt (z. B. durch Mechanismen, die das Zellwachstum kontrollieren und stören) wirken.*

Es gibt keine einheitliche Ursache für alle Krebsarten. In jedem einzelnen Fall müssen mehrere Faktoren zusammenkommen, damit eine (einzige) Zelle das "Startsignal" zur Fehlentwicklung bekommt.
Die bekanntesten Faktoren sind z. B.:
- *vererbte Anfälligkeit*
- *krebserzeugende Proteine*
- *geschwächtes Abwehrsystem*
- *psychische Belastung und Schock*
- *Chemikalien*
- ***ionisierende Strahlen***
- *zuviel fettes Essen*
- *zuwenig Obst und Vitamine usw.*

Soweit einige andere Aspekte zu Krebs aus wissenschaftlicher Sicht, bei denen auch die Erkenntnis verschiedener Strahleneinwirkung benannt wurde.

DIE SCHWINGUNGSEMPFINDLICHKEIT GENUTZT ZUM RUTENGEHEN

Noch immer weiß niemand genau, wie der Rutenausschlag wirklich zustande kommt. Tatsache ist jedoch, dass es funktioniert. So werden die meisten Brunnen auch heute noch von Rutengängern aufgespürt. Da aus dem Boden verschiedene Strahlungen hervorgehen, besteht die Kunst des Rutengängers darin, diese zu unterscheiden. Das ist nur möglich durch langfristige Anleitung eines Anfängers unter Kontrolle eines erfahrenen Rutengängers. Dieses Sammeln von Erfahrung war Herrn Schäfer nicht nur in vier Forschungskreisen möglich, sondern er durfte auch einige Jahre mit einem alten Radiästhesisten zusammen arbeiten. Er übernahm somit 50 Jahre Rutengängererfahrung und viel Wissen, von dem er in anderen Rutengängerkreisen noch nichts gehört hatte.

Ein möglicher Erklärungsversuch, wie es zum Rutenausschlag kommt: Weil im Menschen zwischen rechter und linker Körperhälfte eine Polarisierung vorliegt, haben die rechte und linke Hand ein unterschiedliches Potential. Wenn man eine Rute in die Hände nimmt, diese zusätzlich mechanisch unter Spannung setzt und in ein Strahlungsfeld geht, gelangt die hinzukommende Strahlungsladung über die Nervenbahnen zu den Synapsen (Nervenschaltstellen) und verursacht somit wahrscheinlich einen Kurzschluss, so dass vermutlich eine Rückwirkung zurück in die Rute gelangt. Diese steht dann unter höherer Spannung, so dass sie sich sozusagen von alleine verbiegt. Dieser Vorgang ist für die Gesundheit des Rutengängers sehr negativ, und man sollte deshalb bemüht sein, nach jedem Arbeitsgang diese Belastung im Körper zu neutralisieren (Bioresonanz, Duschen, Homöopathie gegen Erdstrahlen etc.).

Teil II

DIE VERSCHIEDENEN STÖRSTRAHLUNGEN AM SCHLAFPLATZ

Um ein Verständnis der verschiedenen Störstrahlungen und der biochemischen Wirkungsweise auf den menschlichen Körper zu ermöglichen, erkläre ich nun auf den folgenden Seiten nacheinander alle Faktoren einer baubiologischen Hausuntersuchung.
Bei einer Hausuntersuchung werden alle Erdstrahlen wie seit Jahrtausenden mit der Rute erfasst.
Alle technischen Strahlungen und Radioaktivität werden mit modernsten Messgeräten gemessen: sowohl elektrische und magnetische Felder als auch Ankopplungen und Funkeinstrahlungen. Mit einigen Geräten kann man die verschiedenen Frequenzpulsungen auch akustisch hörbar machen.
Wie man dem vorhergegangenen Arztbericht entnehmen kann, werden Schritt für Schritt über 30 Punkte am Schlafplatz überprüft.

GEOPATHIE

Das Wort GEOPATHIE beinhaltet GEOS = die Erde und PATHOS = DAS LEIDEN und meint die Bodenstrahlung bzw. Erdstrahlung, die mittels Erdanomalien entsteht und die negativ auf den Organismus einwirkt. Diese ist nicht zu verwechseln mit der ebenso vorhandenen positiven Erdstrahlung, die der Mensch zum Leben braucht. Geopathogene Strahlung hat verschiedene Ursprünge und Auswirkungen und wird somit bei der Schlafplatzuntersuchung separat untersucht.

Technische Messungen von Erdmagnetfeld-Strahlung

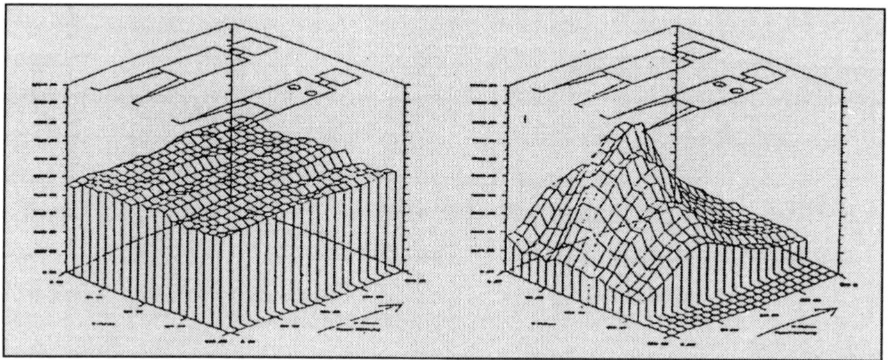

Strahlungsneutraler Platz *Strahlungsbelasteter Platz*

Schon aus dem alten chinesischen Zeichen für Heilung 巫 ist abzulesen, dass der Mensch mit beiden Polen **II** richtig zwischen der kosmischen Strahlung◡ und der terrestrischen Strahlung◠ verbunden sein muss, um gesund zu sein, bzw. in Harmonie zu bleiben. Das heißt, der Mensch benötigt die gesunde, lebenserhaltende Erdstrahlung von 7,8Hz (Schumannwelle) und viele weitere Wellenlängen sowie die richtige kosmische Einstrahlung, die nicht nur aus Sonnenenergie besteht. Haben wir jedoch unter unserem ruhenden Dasein (z.B. Bett) eine geopathische Störstrahlung oder wird die natürliche Strahlung von einer

Wasserader abgehalten, die wiederum ihre eigene Reizstrahlung hinzugibt, so ist dieser harmonische Zustand unterbrochen. Bereits im zweiten Weltkrieg stellte man fest, dass der Energiemangel der Panzerfahrer durch die starke Isolierung der Bodenstrahlung durch die dicke Metallplatten verursacht wurde. Dies war augenblicklich behoben, nachdem man den Panzerfahrern einen Frequenzgenerator mit der Frequenz von 7,8Hz in ihren Fahrzeugen installierte. Eine optimale Schlafplatzentstörung muss jedoch präziser ausgearbeitet werden, wie später noch beschrieben wird. Auf keinen Fall sollte irgendeine "Entstörmatte" unters Bett gelegt werden, die eventuell auch die positive notwendige Erdstrahlung abhalten könnte.

1. WASSERADER

Die Wasserader erzeugt die bekannteste Störstrahlung und wird von Ignoranten noch immer bestritten, obwohl sie bereits vor Jahren von Wissenschaftlern mittels einer Ionenszintilation technisch nachgewiesen wurde. (Foto Wasserader: Siehe Anhang England).

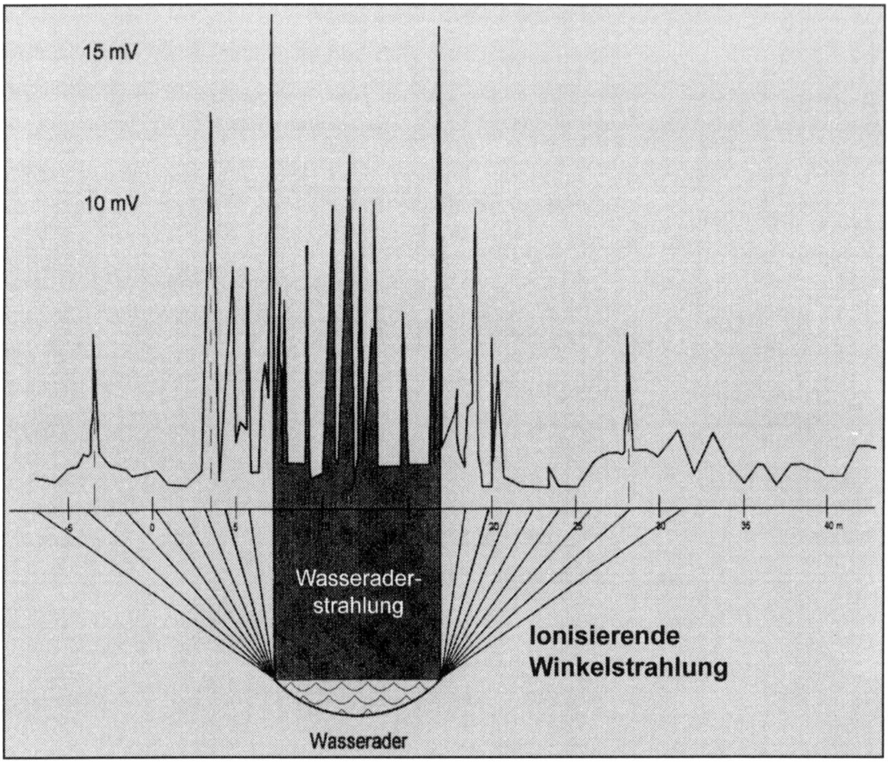

Es gibt zwar einerseits stehendes Wasser oder auch Sickerwasser unter der Erde, jedoch gelangt fast alles Wasser, das als Regen vom Himmel fällt, über irgendwelche unterirdischen Läufe zu Quellen oder Seen. Dies können gewaltige Mengen mit weitreichenden Laufstrecken sein, denn es regnet nicht wenig bei uns!

Einer der ökologischen Kritikpunkte gegen die Tiefenausgrabung zwecks Kohletagebau von Garzweiler II kam von Geologen: Wenn man

hier bei Aachen eine zweite Wasserabsenkung verursachen würde, so entziehe man von hier aus dem Pariser Becken das Grundwasser! Auch dies geschieht natürlich über unterirdische Wasserläufe.
Man stelle sich vor, dass sickerndes Wasser auf Lehm - oder Steinböden nicht weiter sinken kann, sondern sich zu kleinen Rinnsalen formt, die später größere Rinnsale bilden. Diese werden im Volksmund Wasserader genannt.
Die Erde bietet dem Wasserfluss einen Widerstand. Dieser Reibungswiderstand erzeugt physikalisch durch Ladungstrennung ein schwaches elektrisches Feld.
Im Fall unserer Untersuchungsskizze beträgt der Messausschlag durchschnittlich 10mV. Ab einer bestimmten Fließmenge und Fließgeschwindigkeit kann sie auf Menschen störend einwirken. (Erinnerung: Die Energiepotentiale im menschlichen Körper betragen nur 70 mV!)

Neben der elektrischen/magnetischen Störkomponente hat die Wasserader auch eine ionisierende Wirkung. Diese erzeugten Ionen haben physikalisch eine positive Ladung und besitzen die Eigenschaft, sich beim Menschen an Muskeln und Gelenke zu setzen, und sind Mitverursacher von Rheuma. Ein praktisches Beispiel macht dies leichter akzeptabel: Pfarrer Sebastian Kneipp heilte Rheuma mit Wasserabspülungen. Diese erfolgreiche Behandlung scheint medizinisch unlogisch, ist aber aus strahlungsbiologischer Sicht absolut logisch, denn fließendes Wasser ist negativ geladen (Dipol) und spült die positiv geladenen Ionen wieder aus dem Körper. Schwingungsmedizinisch arbeitende Ärzte können immer wieder bestätigen, dass ihre Rheuma-Patienten mit der Wasseraderproblematik zu tun haben. Die Wasserader verhindert die Einstrahlung der gesunden Erdstrahlung und erzeugt zusätzlich negative Schwingung für den Menschen. Rückenschmerzen, Schlaflosigkeit, Krebs und zuvor beschriebene Rheumathematik sind häufig die Folgen einer Wasserader. Des Weiteren ist sie auch mitverursachend bei Allergien, Kopfschmerzen, Energielosigkeit (besonders am Morgen) und vielen anderen Krankheitsbildern. Jedoch auf der Wasserader oder nur in der Winkelstrahlung liegend berichten alle Betroffenen gleich: "Wenn ich morgens aufstehe, bin ich nicht fit." Der Körper muss sich also sozusagen tagsüber vom Schlafplatz erholen.

Auch Einschlafprobleme haben häufig diese Ursache, denn wenn das Nervensystem (70mV) entspannen will, wird es von zusätzlich 10 mV zum Arbeiten angeregt. Elektrische Impulse sind Aktivierungsimpulse! Neben der Wasserader liegt man zwar sicher vor der reibungsenergetischen Wirkung, jedoch nicht vor der ionisierenden Strahlung, die technisch nachgewiesen im 45°-Winkel vom Wasserlauf ausstrahlt. Diese wird immer wieder von Rutengängern ignoriert, und die Bewohner glauben sich neben der Wasserader fälschlicherweise in Sicherheit.

Ionisierende Reizstrahlung im 45° Winkel

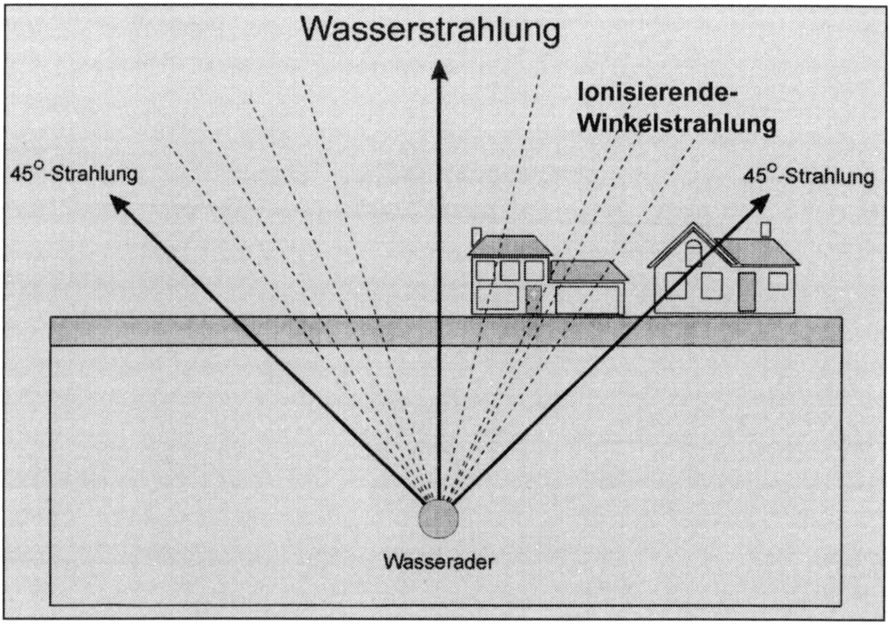

Somit kann also auch ein Haus neben der Wasserader noch von ionisierender Strahlung durchdrungen werden!
Nun überlege man, wie viele Wasserläufe durch Dörfer und Städte, z.B. auch durch Aachen fließen - heute abgezogen durch Thermalbäder oder die Sprudelfabrikationen - dann wird einem klar, wie es zu den vielen Rheuma-Patienten kommen kann. Hinzu kommt noch, dass z.B. Aachen vor einigen Jahrhunderten ein Zentrum der Galmei-Industrie

war, die viele Flüsse oder Bäche zur Nutzung ins Stadtinnere geleitet hat. Sie sind alle kanalisiert und überbaut und befinden sich heute unter Umständen unter Schlafplätzen !!!
Dies ist nicht nur in Aachen, sondern auch in vielen anderen Städten der Fall. Jedoch gibt es nicht nur in unseren Breiten unterirdische Wasserläufe, sondern auch, da diese, wie bereits erklärt, Hunderte von Kilometern fließen können, in den Wüsten dieser Erde. Selbst in der trockenen Wüste des Heiligen Landes konnten Herr Schäfer und ich noch Brunnen mit reichlich Ertrag aufspüren.
Hans Schröter, ein bekannter Rutengänger aus München, wurde 1996 nach Sinai gerufen. Dort hatten 10 Jahre lang deutsche technische Bohrtrupps erfolglos gearbeitet. Zwei Wochen nach Aufnahme seiner Arbeit konnte Hans Schröter mit der Rute zwölf Bohrstellen angeben -

2. GEOLOGISCHER BRUCH

Der tektonische Druck der Erdplattenverschiebung ist so heftig, dass selbst die Alpen jedes Jahr noch 5 cm wachsen. Über die ganze Erde verteilt, entstehen daher geologische Brüche, Verwerfungen und Abrutschungen.

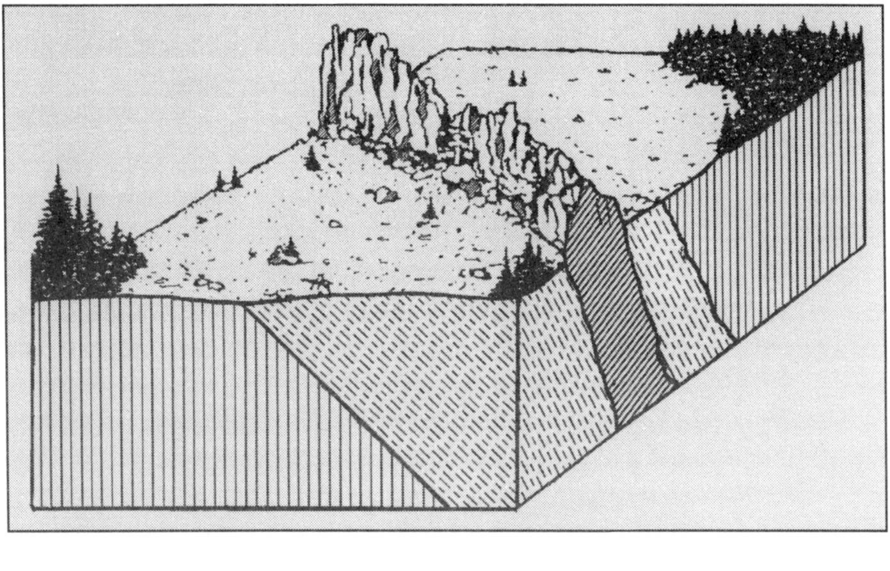

In Gebirgslandschaften und auch im Aachener Kreis sind diese häufig gut sichtbar. Im flachen Umland vermutet man sie nicht, aber auch dort können Erdrisse vorhanden sein. Entlang der Niederrheinischen Ebene hat der Rheingraben, der den größten hiesigen Erdbruch darstellt, viele Risse in der unterirdischen Bodenbeschaffenheit des Umlandes hinterlassen. Nicht selten erkennt man einen Bruch an den Rissen in Hauswänden, da die Erde in Bewegung ist.

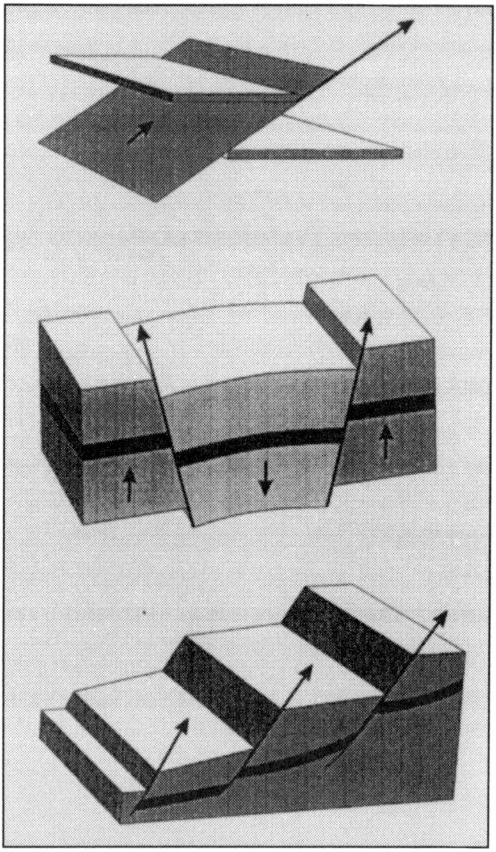

Ähnlich wirkende Abrutschungen können auch vom Bergbau verursacht werden. Die heftige Druckenergie, die durch geologische Brüche entsteht, entlädt sich in Richtung der unterirdischen Verschiebung nach oben als eine sehr dünnlinige Störstrahlung und bewegt die Ruten der Baubiologen beim Überschreiten dieses Energiefeldes ruckartig. Veränderungen dieser Beschaffenheit in der Erde geschehen auch ständig durch immer häufiger auftretende Erdbeben. Daher sollte man ca. alle 3 Jahre diesbezüglich seinen Bettplatz nachkontrollieren lassen.

Krankheitsbilder auf solch belasteten Schlafplätzen sehen meist gleich aus: Wirbelprobleme, Rücken- oder Gliederschmerzen, die bei der Schlafplatzuntersuchung präzise lokalisiert werden können. Des Weiteren bewirken geologische Brüche Fehlfunktionen von Organen, die der Störstrahlung ausgesetzt sind. Befindet sich diese Störlinienstrahlung im Kopfbereich, so klagen die Patienten meist über Kopfschmer-

zen und Schwindelgefühle u.v.a.!
Die Strahlung von geologischen Brüchen ist die heftigste Strahlung mit den schnellsten Auswirkungen für den Körper unter allen geopathischen Störstrahlungen.

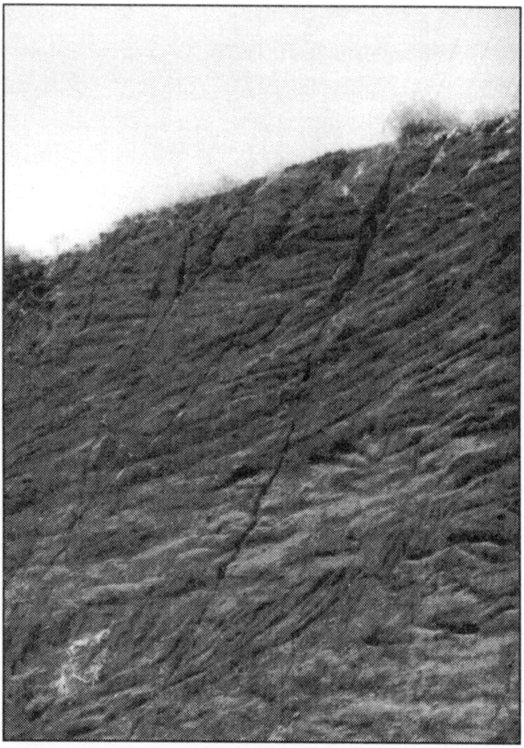

Nur selten ergibt sich die Gelegenheit, einen geologischen Bruch in einer abgetragenen Felswand deutlich zu erkennen. Sie können sich gut vorstellen, welche Kraft notwendig ist, um diesen Bruch zu verursachen und welche Energie er Ihnen vermittelt, wenn Sie Ihr Bett darauf postieren: ein häufiger Auslöser für Rückenschmerzen, Wirbelprobleme und Krebs.

3. RADIOAKTIVITÄT (GAMMASTRAHLUNG)

Aus den eben genannten Brüchen ist das Ausströmen von Radioaktivität häufig nicht auszuschließen. Bei dieser Radioaktivität handelt es sich meist nicht nur um die uns bekannte Gammastrahlung, sondern auch um Alpha- und Betastrahlung.
Radon ist ein Alpha-Strahler und ist in reiner Form in gezielter geringer Dosis teils heilwirksam (Bad Gastein). In erhöhter Konzentration ist Radon, wenn man es einatmet, jedoch giftig. In der Regel ist es aber mit anderen radioaktiven Zerfallsprodukten verunreinigt und daher gesundheitsschädlich.
Ist das verunreinigte Radon aus der Erde ausgetreten, so wird es gemeinsam mit dem Sauerstoff und dem Stickstoff der Luft in die Umgebung getragen. Somit ist das Radonintensitätsergebnis, im Gegensatz zu allen anderen Erdstrahlungen, meist in Kellern höher als zum Beispiel im 5. Stock, jedoch auch noch in allen anderen Stockwerken messbar.
Die typischen Radonlandschaften sind die Alpen, das Erzgebirge und der Schwarzwald. Ein hoher Anteil ist in der Eifel und - auch wenn man es nicht vom Landschaftsbild vermutet - in Eupen und Aachen zu finden. Hier, in belgischer Grenznähe, ist die Radonkonzentration so hoch, dass die Stadtverwaltung Eupen vor einigen Jahren jedem Einwohner einen Radonpassivsammler für eine Woche ins Haus stellte. Dies zeigt, dass das bekannte Krebsrisiko in Erfahrungswerte umgesetzt werden sollte, jedoch ohne weitere Aufklärung der Bevölkerung.
Das verunreinigte Radon stört nicht nur den Hormonhaushalt, sondern jeder kennt auch die typischen Schilddrüsenvergrößerungen unserer süddeutschen Mitbürger. Im Vergleich hierzu sieht man niemals einen Holländer mit einem stark vergrößerten Schilddrüsenkropf. Das liegt vielleicht nicht nur daran, dass die Meeresluft jodhaltiger ist, sondern auch daran, dass die dort vorhandene Strahlung in Meeresnähe die medizinisch-biologischen Grenzwerte nicht einmal zur Hälfte erreicht.
Radioaktivität im Haus wird aber auch häufig durch Materialien, Fliesenglasuren oder auch Vasenglasuren verursacht.
Die meisten italienischen Kacheln und Fliesen mit weißen Glasuren weisen einen zu hohen Radioaktivwert auf, verursacht vom Rohmaterial aus dem dortigen Abbaugebiet.

4. GLOBALGITTER

Als Globalgitter bezeichnet man eine Gitterstruktur, die sich über die ganze Erde erstreckt. Sie hat negative Auswirkungen auf die Gesundheit des Menschen. Die medizinischen Auswirkungen zu ergründen sah Dr. Hartmann als seine Lebensaufgabe, weshalb man diese Gitterstruktur auch das Hartmann-Gitter nennt. So wie auf dem Globus Längen- und Breitengrade in verschiedenen Abständen zwischen Nord- und Südpol bzw. von Ost nach West verlaufen, so wechselt auch der Abstand der Gitterstruktur in den verschiedenen Regionen der Erde. Der Linienabstand in unseren Breiten beträgt ca. 2m in Nord-Süd Richtung und ca. 2,40m in Ost-West Richtung. Die Breite der Linien beträgt meist ca. 20cm.

Die Struktur zeigt deutlich die Ähnlichkeit mit der Längen- und Breitengradeinteilung auf unserem Globus. Durch terrestrische Anomalien (verschiedene Störungen in der Erdkruste) können sich diese durchaus örtlich gelegentlich dauerhaft verändern, wobei es nach einem Erdbeben manchmal nur zu kurzfristigen Veränderungen kommen kann und sich die Linien nach ca. 50 Stunden wieder auf dem vorher festgestellten Platz befinden. Die Linien der Gittersysteme sind in der Regel harmlos, nicht aber die in regelmäßigen Abständen liegenden stärkeren Linien, die Doppel-Global-Linien genannt werden (bitte meiden!).

Kreuzungspunkte des Globalgitters sollten auf jeden Fall gemieden werden, da sie einen negativen Einfluss auf den Menschen ausüben. Sie können also wie alle geopathischen Störstrahlungen miterzeugend sein für vielerlei Krankheiten bis hin zu Krebs (Links-Spin!). Sie sind im physikalischen Sinne abwechselnd positiv und negativ geladen.

5. DIAGONALNETZ

Im Gegensatz zum Globalgitter ist das Diagonalnetz viel tückischer und auch schwieriger zu verstehen. Mit der medizinischen Erforschung dieses Netz-Systems hat sich zeitlebens Dr. Manfred Curry befasst. Daher spricht man auch häufig von der *Curry-Linie*.

Dieses System verläuft genauso wie das Globalgitter über die ganze Erde, jedoch genau im 45°-Winkel hierzu. Wie der Name bereits sagt, handelt es sich hierbei nicht etwa wie beim Globalgitter um eine fast statische Gitterstruktur, sondern um eine Netzstruktur. Somit sind die Abstände wie bei einem ausgeworfenen Netz unregelmäßig und teilweise verzerrt. Meist findet man diese Linien in einem Abstand von ca. 4 x 4m, und sie sind meist ca. 40cm breit. Jedoch kann es durchaus vorkommen, dass man sie in variierenden Abständen von zum Beispiel 2 x 6m oder anderen Größen findet. Außerdem wurde häufig beobachtet, dass die Linien während der Mittagssonne ca. 20cm breit sind und abends wieder in ca. 40cm Breite aufzufinden sind.

Weiterhin bringt die Curry-Linie noch andere Variationsmöglichkeiten mit sich: Wenn z. B. Kohle oder Erze in der Erde für eine Reflexion der Diagonalnetzeinstrahlung sorgen, dann kann sich diese Energiestruktur mit dem Sonnenuntergang bis zu 4m verschieben, sich nach Sonnenuntergang wieder um 3,50m zurückziehen und beim Sonnenaufgang das gleiche in Sonnenaufgangsrichtung vollziehen, so dass sie nachts etwa 50cm neben der Tagessituation liegt. Alleine schon deshalb ist eine kinesiologische Nachtestung der Person am

Wanderung der Curry-Linien

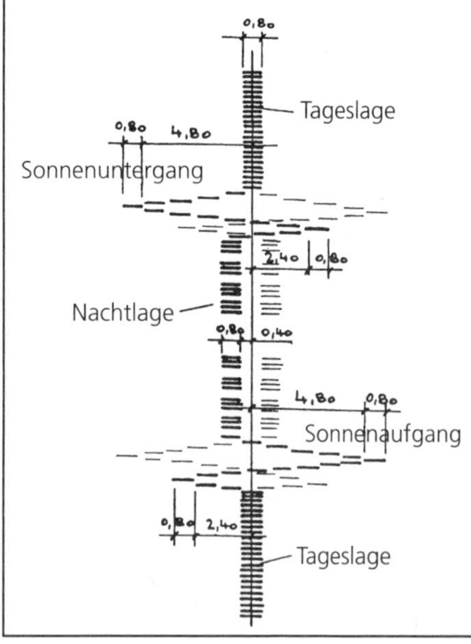

Entnommen aus: Radiästhesie 2/95 (Schweiz).

Schlafplatz empfehlenswert. (Zur Kinesiologie kommen wir gleich noch.)

Das sind alles Hinweise darauf, dass es sich bei den Curry-Linien nicht um terrestrische, sondern um kosmische Einstrahlungen handelt. Daher waren die Studien von Dr. Curry schwierig und liefen mehr über die Erfahrung am Menschen ab.

Die Wirkungsweisen der Curry-Strahlung auf den Menschen weisen ein breites Spektrum auf. Besonders auffallend ist, dass diese Strahlung nicht nur auf den Kreuzungspunkten negative Auswirkungen zeigt, sondern auch schon die Linien selbst eine heftige Störung im vegetativen Nervensystem und in den Organen erzeugen. Eine der wichtigsten Auswirkungen dieser Störstrahlung besteht darin, dass die Psyche des Menschen angegriffen wird, da sie diesen Frequenzbereich auch beinhaltet. Kinder haben ständig Alpträume und Angstzustände in der Nacht, wenn der Schlafplatz die Curry-Linie aufweist. Aber auch Erwachsene reagieren ähnlich: Ständiges negatives Grübeln beim Einschlafen und Aufwachen und Depressivität sind bei allen *Curry-Linien-Patienten* der Regelfall. Schläft man jedoch auf einem Kreuzungspunkt, so reden Fachleute, genau wie bei Wasseradern und geologischen Brüchen, von einem Krebspunkt.

Dr. Manfred Curry befasste sich außerdem mit der Biometeorologie (die Wissenschaft vom Einfluss des Wetters auf Lebewesen), da diese auch einen großen Einfluss auf das menschliche Wohlbefinden hat.

Eine Wetterfront, Spherix genannt, kündigt sich schon bis zu 300 km vor Erscheinen durch eine Energieveränderung in der Luft an. Menschen, die z. B. einen Arm, ein Bein oder auch nur einen Finger verloren haben, fühlen im Körper genau an der Stelle diese Energieveränderung. Auch Wetterfühligkeit steht im Zusammenhang mit der Spherix und dem unsichtbaren Energiefeld des Menschen.

Hier finden wir wieder einen Übergang dazu, dass unsichtbare Energie auf das Wohlbefinden eines Menschen einwirkt. Doch jeder Mensch empfindet anders und weist somit unterschiedliche Reaktionen auf. Darin sah Dr. Curry den Anlass, sich um die Energiestrukturen der Menschen zu kümmern.

Wie bereits die alten Chinesen die Menschen in eher Yin- und eher

Yang-Typen unterschieden, so fand Dr. Curry heraus, dass jeder Mensch eine andere Wellenlänge bzw. Energieausstrahlung besitzt und somit anders auf Energieeinwirkung reagiert. Er unterscheidet Menschen mit einer Wellenlänge (Eigenstrahlung des menschlichen Körpers) von ca. 10-30cm als W-Typ, der sensibler auf eine Warmwetterfront reagiert, von Menschen mit einer Wellenlänge von ca. 30-70cm als K-Typ, der sensibler auf eine Kaltwetterfront reagiert. Nach vielen Studien war es ihm möglich, die Typenunterscheidung auch am Augenabstand zu erkennen, jedoch ist es leichter, sie an der Länge der Finger zu unterscheiden:
Der W-Typ hat eher kürzere, manchmal dickere Finger und meistens warme Hände und Füße. Der K-Typ hingegen hat meist eine kalte, schlanke Hand mit dünnen Fingern und meistens kalte Füße. Das erklärt auch, warum dieser K-Typ auf keinerlei Kreislauftherapie anschlägt. Diesbezüglich handelt es sich nicht um ein Kreislaufproblem, sondern um einen Schwingungszustand!
Diese Thematik liegt nicht fern ab vom Thema Geopathie, denn alles ist miteinander verbunden und nur ein multidimensionales Weltbild bringt uns dem Verständnis der täglichen kleinen Dinge näher.
Wie ich bereits erwähnt habe, ist die Curry-Linie etwas schwieriger und nun anscheinend nicht mehr so widersprüchlich zu verstehen: Da die Netzsysteme, wie auch die Gittersysteme, an den Kreuzungspunkten eine immer wechselnde positive und negative Energieladung besitzen, wirkt sich diese bei K- oder W-Typen anders aus. Ein Ab- oder Aufladen auf Kreuzungspunkten bewirkt im menschlichen Körper über seine Meridiane und Akupunkturpunkte, entsprechend einem K- und W-Typ, entweder eine Entzündung in Organen durch zuviel Energie am Ort (Bett) oder eine Energieblockade und somit Funktionsstörungen wegen zu wenig Energie am Ort (Bett).
Soweit zum Zusammenhang der chinesischen Kenntnisse von der Energieversorgung der Organe über Meridiane, Akupunkturpunkte und Störenergien aus der Erde.
Auch die aus der indischen Ayurveda-Heilmethode bekannten Chakren (Energiezentren) können durch Reizstrahlung blockiert werden. Nun versteht man auch, warum Akupunktur, Homöopathie und Bioresonanz von Reizstrahlungen blockiert werden können.

6. DAS BENKER-SYSTEM

Ein weiterer Geopathologie-Forscher, Anton Benker, fand bei seinen Erdstrahlenforschungen heraus, dass über manche Globalgitterlinien zusätzlich noch ein anderes Gittersystem mitgetragen wird. In unseren Breitengraden hat es den Abstand von 10 x 10m und liegt somit meist genau auf allen Globalgitterlinien. Es ist jedoch ein kubisches System, das heißt, es ist auch in allen 10m-Abstands-Höhen zu finden. Es ist bislang zu wenig erforscht, um weitere Aussagen darüber machen zu können und wird von den meisten Rutengängern ignoriert. Auf jeden Fall ist die pathogene Tatsache bekannt und wird erfasst.

7. WEITERE BODENEINFLÜSSE

Des Weiteren wird natürliche Erdstrahlung von folgenden Faktoren beeinflusst: Erzlager, Kohlevorkommen, natürliche Gasblasen oder Hohlräume und Ölvorkommen. Baubiologen arbeiten daher häufig mit Unterstützung geologischer Karten, wenn sie die Landschaft nicht kennen.

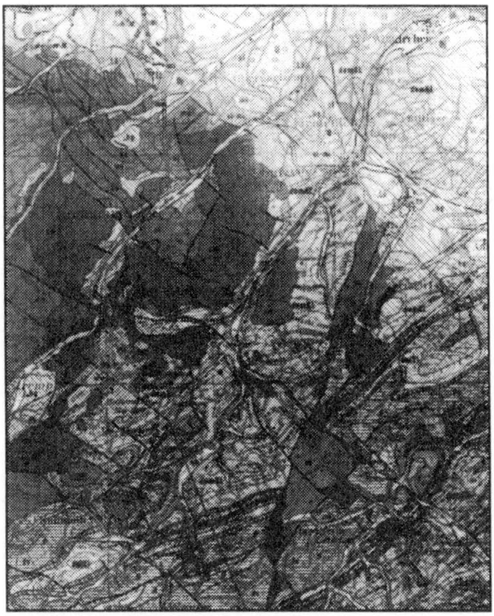

Geologische Karte der Eifel

Neben den Strahlungen gibt es noch weitere Bodenbeschaffenheiten, wie vergiftete Böden, die man bei einer Bauplatzuntersuchung beachten sollte. Die Wichtigkeit dieser Faktoren lässt sich an einem kurzen Beispiel in der Eifel verdeutlichen:
Nach der Untersuchung des Bauplatzes, die sich aus strahlenbiologischer Sicht als akzeptabel herausstellte, war der Bauherr zufrieden und musste sich jetzt nur noch an die Bedingung der Stadt halten, die wie folgt lautete: Der für

den Kellerbau ausgehobene Boden muss auf eine Sondermülldeponie gebracht werden, da in diesem Blei-Bergbaugebiet die toxische Eigenschaft des Bodens die deutschen Grenzwerte überschreitet...!

Also, wissenschaftlich, staatlich erlaubt! Somit unbedenklich für die Familienplanung und das Anlegen eines Gemüsegartens? Ist eine baubiologische Aufklärung nicht notwendig, bevor den Kindern die Haare ausfallen???
Es wird Ihnen nun einleuchten, dass man sich nicht auf das Urteil eines Menschen verlassen sollte, der einen Ort fünf Minuten mit der Rute begangen hat, denn es gibt zu viele gesundheitsgefährdende Einflüsse. Eine breiter gefasste Untersuchung eines geprüften Baubiologen ist notwendig, um alle Faktoren erfassen zu können. Dies sollte man investieren, wenn man sein Leben gesund in einem Haus verbringen möchte. Das Haus ist ja schließlich so etwas wie eine zweite Haut.
Auch folgende Punkte müssen unbedingt beachtet werden:

ELEKTROSMOG I

NIEDERFREQUENZ (HAUSSTROM)

1. ELEKTRISCHE WECHSELFELDER

Maßeinheit für elektrische Spannung:
mV = Millivolt (med. biolog. Grenzwert am Schlafplatz: 10mV;
Schwedischer Grenzwert: SAGO: 1mV)

Maßeinheit für elektrisches Feld:
V/m = Volt pro Meter (med. biolog. Grenzwert am Schlafplatz: 10 V/m;
Schwedischer Grenzwert: SAGO: 1V/m)
Hz = Hertz, die Schwingungszahl von Strom und Spannung.

Unser 50 Hz-Hausstrom nutzt die Elektronen, die im Metall des Kabels als "freie Elektronen" vorliegen. Alleine schon der Anschluss eines Kabels an das Stromnetz verursacht ein elektrisches Feld um das Kabel herum - trotz Isolierung, egal ob ein Verbrauchergerät eingeschaltet ist oder nicht. Diese elektrischen Felder nehmen nach physikalischen Gesetzen umgekehrt in quadratischer Proportion zur Entfernung ab, d. h., dass meist 30cm vom Kabel entfernt keine Strahlung mehr zu messen ist. Tragischerweise wird jedoch bei der Planung des Schlafplatzes meist genau in Kopfhöhe das Kabel in der Wand verlegt, um den Bettplatz mit Steckdose, sowie Lichtschalter zu versehen. Somit liegt der Kopf meist nur 20cm vom Stromkabel entfernt, und auf Deutschlands Kopfkissen sind fast immer 10V/m Feldstärke zu messen, häufig sogar 50-100V/m!!!
Bei der bereits erwähnten hohen elektrischen Empfindlichkeit des menschlichen Körpers ist mit dieser Feldstärke der medizinisch-biologische Grenzwert für die Regenerationsphase garantiert überschritten, und niemand sieht es. Außerdem besteht die Gefahr, dass Kabel, Steckdosen etc. in Bettnähe auf den Schlafplatz einstrahlen, da die meisten Personen gerne die Schalter der Nachttischlampen ganz nah am Kopf postieren. Zudem

besteht die Möglichkeit, dass die Federkernmatratze sich in diesem Feld aufladen kann (siehe Ankopplung) und somit wegen der elektrischen Leitfähigkeit das ganze Bett unter Spannung steht.
Aus eigener Erfahrung kann ich berichten, dass die Federkernmatratze meines Bruders eine messbare Aufladung von 120mV(!) hatte. Zusätzlich mit einer geopathischen Strahlung belastet, wachte er jeden Morgen im Bett falsch herum auf. Auch war er morgens nie ausgeschlafen und ausgeglichen. Nach dem Auswechseln der Matratze gegen eine metallfreie Matratze und einer Entstörung gegen Geopathie (diese wird später noch näher erklärt) ist dies nie wieder geschehen. Er schläft ruhig durch und ist morgens beim Aufstehen fit.

2. MAGNETISCHE WECHSELFELDER

Maßeinheit für magnetische Feldstärke:
nT = nano Tesla (med. biolog. Grenzwert am Schlafplatz: 30nT.
Schwedischer Grenzwert: SAGO: 10nT).

Die erwähnte Ankopplung geschieht mit Sicherheit, wenn ein stromverbrauchendes Gerät in Bettnähe steht. Trotz aller Verbraucherinformationen stehen an den meisten europäischen Betten Radiowecker oder Elektrouhren direkt am Kopf. Fast alle Jugendzimmer sind heutzutage mit Hightech ausgestattet und auch HiFi-Anlagen und Magnet-Lautsprecher nehmen den Platz direkt in Kopfnähe ein. Eine Bequemlichkeit, die schon viel Unheil angerichtet hat.
Man beachte: Zu elektrischen Feldern kommen magnetische Felder hinzu, wenn Strom aktiviert wird!
Wenn bei Schlafplatzuntersuchungen das Magnetfeld gemessen wird, bringt ein Gerät nicht selten 1000nT(!) im Kopfkissenbereich auf die Messskala. Die meisten Betten weisen immerhin noch mindestens 100-200nT auf. Wobei die medizinisch-biologischen Grenzwerte für Magnetfeldbelastungen in der Regenerationsphase bei 30nT (10nT) liegen! Eigentlich sollten es 0nT sein - dies entspräche einem natürlichen Wert. Eine im Freiland stehende Starkstromleitung ist am Boden mit ca. 500nT zu messen!

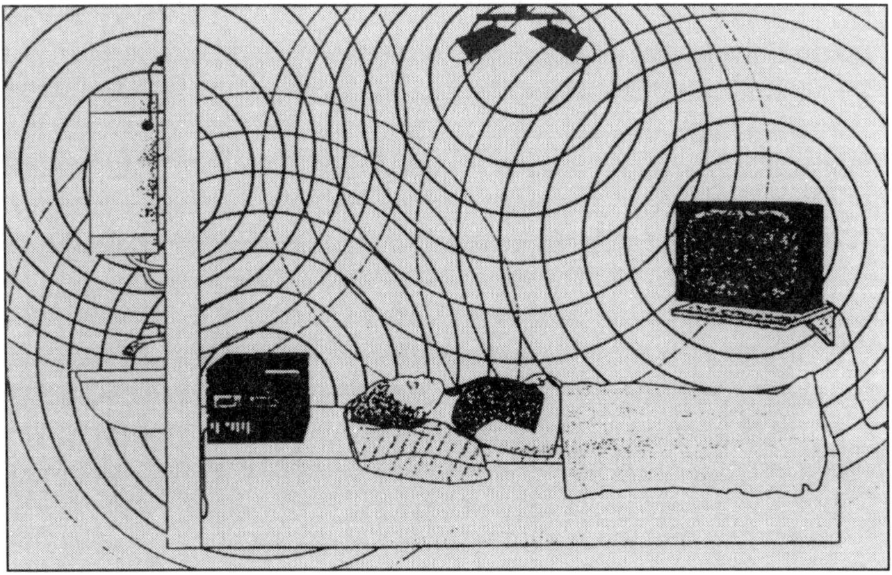

Niemand würde unter einer Starkstromleitung schlafen, doch 70 % der Bundesbürger verursachen unfreiwillig durch Unwissenheit ein viel größeres Störfeld an ihrem Schlafplatz. Selbst die wenigen Patienten, die dies wissen und starke Störfelder schon beseitigt haben, sind häufig nicht frei von magnetischen Feldern, da sie nicht ahnen, dass diese Felder eine Reichweite von 2-3m haben können und durch Mauern strahlen. So können auch durch die Mauer in der Nachbarwohnung die Standorte von Geräten bestimmt werden, zum Beispiel TV, HiFi-Anlagen oder Elektrouhren. Auch Sicherungskästen und Stromkästen im Flur, Stromleitungen, die andere Räume mit Energie versorgen, oder Parterrewohnungen mit Starkstrom unter den Kellerdecken können auf das Bett einstrahlen. Diese Situation ist häufiger zu messen, als die meisten glauben. Wissen Sie, was Ihr Nachbar Ihnen durch die Wand schickt? Nur eine Messung bringt Klarheit.

Besonders muss vor Stand-by-Schaltungen gewarnt werden!

Mit einer Stand-by-Schaltung ist das Gerät nicht ausgeschaltet! Es verbraucht weiter Strom, um sich in Bereitschaft zu halten. Daher ist auch in diesem Fall ein Magnetfeld zu messen - und zwar nicht geringfügig. Bei solchen Messungen sind die meisten Patienten immer sehr überrascht über die Intensität der noch immer aktiven Störfelder. Noch überraschter sind sie, wenn ihnen mitgeteilt wird, dass sie gerade in diesem Moment für dieses Gerät Strom bezahlen, denn man kann ja nur ein Magnetfeld messen, wenn ein Strom fließt (Verbraucher-Zustand). Somit bezahlt man pro Jahr für ein Gerät in Stand-by-Schaltung bis ca. 7,50 - 10,00 Euro!!! Man rechne aus, wie viele Geräte bei einer Kleinfamilie auf Stand-by aktiviert sind. So kommt man schnell auf eine hohe Kostensumme, die nicht notwendig ist. Ein Magnetfeld ist also erst zu 100 % ausgeschaltet, wenn der Stecker aus der Steckdose gezogen oder eine zweipolige Unterbrechung vorhanden ist.

Auch Niedervolt-Halogensysteme werden unterschätzt und sind sogar zum Verkaufsrenner geworden. Mit dem Verkaufsargument stromsparender Birnen von 12 Volt haben sie sich schnell verbreitet. Tatsache ist, dass die Birnchen helfen "Strom" zu sparen. Jedoch findet auch ein Verbrauch im Trafo statt, der eine Menge Energie freisetzt, um aus 220 Volt ein Niedervolt-System von 12 Volt zu schaffen. Somit entsteht um die Trafos herum ein gewaltiges Magnetfeld. Am Trafo selbst sind meist 3000 bis 4000nT (!) zu messen, und sie bringen daher ein Reizfeld von ca. 2m in jede Richtung zustande, auch durch die Mauer. Dies gilt für alle Verbraucher, die einen Trafo (Kupferspule) beinhalten. Obwohl viele Geräte eigentlich mit 12 Volt, also mit Batterien betrieben werden könnten, werden sie mit 220 Volt gespeist.

Diese 220 Volt werden dann in der Kupferspule des Trafos zu 12 Volt umgewandelt, wobei gewaltige Magnetfelder erzeugt werden. Neben den Niedervolt-Halogenlampen zählen auch Elektrouhren, Radiowecker, Radio etc. zu den Geräten, die einen solchen kleinen Trafo beinhalten. Es ginge an dieser Stelle zu weit, auch das Lichtfrequenzspektrum genauer zu erklären, das bei Halogensystemen nur geringfügig vorhanden ist. Dazu nur in Kurzform:

Der menschliche Körper braucht ein Lichtspektrum von Ultraviolett bis Infrarot. Diese Lampen geben genau wie Neonröhren nur einen kleinen Bereich daraus ab. Auch wenn sie große Helligkeit in den Raum bringen, sind sie häufig der Grund für Müdigkeit, Konzentrationsschwäche und Schwindel, besonders am Arbeitsplatz. Wir brauchen das volle Lichtspektrum und einen strahlungsentstörten Arbeitsplatz.

Viel wichtiger als diese Tagessituation ist jedoch die nächtliche Regenerationsphase, in der sich der Körper erholen soll und alle Zellen auf Entspannung schalten und somit extrem empfindsamer werden als tagsüber. In dieser Situation kann ein Elektro-Magnetfeld extrem schädigend für den Körper - besonders für das Blutbild sein.

Weil unser Nervensystem auf elektrochemischen Vorgängen basiert, wir Eisen im Blut und im Körper haben, das auf Magnetismus reagiert, und Wasser im Körper, dessen Clusterstruktur negativ beeinflusst werden kann, kann der Mensch sich nicht in Sicherheit glauben, wenn er im magnetischen Bereich schläft.
Da die meisten Menschen heutzutage unsensibler sind, ist das häufigste Argument: "Ich merke aber gar nichts!". Trotzdem handelt es sich hierbei um eine **biophysikalische Tatsache** der Zellstörung, und der Körper speichert alle Störungen auf - bis die Komplettrechnung in Form von Krankheiten folgt.
Die Einsicht dieser Zusammenhänge ist nicht glaubensabhängig, sondern beruht auf mangelnden Informationen. **Ob man glaubt oder nicht, ist dem Schicksal und auch den Zellen egal, die Wirkung passiert biophysikalisch**.
Heutzutage geht man erst ins Bett, wenn man solange ferngesehen hat, bis man müde ist, und auch das tägliche Wohlstands-Bierchen sorgt dafür, dass viele Menschen im Bett nichts verspüren, aber die Wirkung der Störfelder ist aktiv! **Mit falschem Glauben oder Ignoranz kann man Strahlungsfelder nicht davon abhalten, auf den Körper einzuwirken**.

3. KAPAZITIVE ANKOPPLUNGEN

Kapazitive Ankopplung nennt man den Ladungszustand der entsteht, wenn Objekte sich in elektromagnetischen Feldern befinden und sich aufgeladen haben. Da diese die Eigenschaft besitzen, dann selbst unter Spannung zu stehen und sie weiterzuleiten, kann es hierbei zu nicht vorhersehbaren Konsequenzen kommen. Auch der Patient wird auf dem Bett liegend mit Mess-Sonden in der Hand gemessen - mit und ohne Aktivierung der umliegenden Störfelder. Die Ergebnisse sind meist erschreckend. Spätestens wenn die Personen auf der Messskala sehen, wie unterschiedlich hoch die Spannung in ihrem Körper ist, wird ihnen bewusst, was sie ihrem Bluteisen und den Nervenströmen zufügen. Ein chronischer Schwachpunkt beim Hausbau ist auch die Tatsache, dass die Stadtwerke meist das Stromkabel und die Wasserleitung mit nur 20cm Abstand ins Haus verlegen. Das bewirkt sofort eine weitere Ankopplung, nämlich auf die Wasserleitung.

4. ANKOPPLUNG DER WASSERLEITUNG

Da Kupfer- oder auch andere metallische Rohre hervorragende Leiter für Strom sind, stehen dann im ganzen Haus alle Wasserleitungen unter Strom (10mV, nicht selten 150mV) und verursachen daher manchmal ein elektrisches Feld im Raum. Auch ist Wasser selbst leitfähig für Strom. Nebenbei bemerkt ist Wasser ein lebendiges Element mit einer elektrischen Eigenladung. In solchen Wasserleitungen wird diese genau wie die Clusterstruktur des Wassers, negativ verändert, was natürlich nicht positiv für die Elektrolyse (Wasserhaushalt) des menschlichen Körpers ist. Man bedenke weiterhin, dass diese mit Strom angekoppelte Wasserleitung durch die Heizung läuft und somit für die Ankopplung der Heizung sorgen kann.

5. ANKOPPLUNG DER HEIZUNG

Auch die Ankopplung der Heizung kann ein elektrisches Feld im Raum erzeugen, wenn sie unter elektrischer Spannung steht. Nur 20% der durchgemessenen Heizungen liegen bei 5OmV! 50% liegen bei akzeptablem Wert bis zu 30mV. Jedoch 30% der gemessenen Heizungen liegen bei über 100mV Ankopplung! In jedem Raum! Dies überrascht die Klienten immer wieder.

6. SPANNUNG AUF DER SCHUTZLEITUNG

Auch die Netz-Erdung (der dritte Pol im Kabel) steht häufig unter Spannung. Das ist aus vielen Gründen möglich. Einerseits kann die Erdung im Keller unkorrekt sein, andererseits kann es zum Beispiel durch eine fehlerhafte Lampenmontage dazu gekommen sein. Ein Nagel an der *falschen Stelle* oder ein veraltetes Kabelsystem können mitwirken. Das kann sogar dazu führen, dass eine ganze Wand *unter Strom* steht. Die Siliziumkristalle des Putzes können manchmal die Spannung über die ganze Wand leiten. Der Fachmann spricht dann von einer *verbrummten* Mauer. All diese Strahlungen zusammen können sich (auch mit der Erdstrahlung) zu einem Frequenz-Salat am Schlafplatz vermischen, der alles andere als natürlich ist. Zwar ist die Hauserdung Pflicht und auch hilfreich, jedoch sind die Spannungen am Schlafplatz häufig trotzdem vorhanden und messbar, und somit ist eine Netzfreischaltung ratsam, jedoch nicht immer eine 100%-Lösung.

7. NETZFREISCHALTUNG

Der Netzfreischalter ist ein kleines Gerät im Sicherungskasten für das Schlafzimmer, das automatisch die Spannung von 220 Volt auf Niederspannung (2,4 Volt - 24 Volt, je nach Fabrikat) ändert, sobald der letzte Verbraucher im Zimmer ausgestellt wurde und somit alle selbstverursachten Elektrostörfelder im Zimmer stoppt. Wird nachts ein Gerät, bzw. eine Lampe aktiviert, so bekommt die Netzfreischaltung mit 12 Volt die Information, dass Strom gebraucht wird, und gibt dann sofort wieder 220 Volt zur Aktivierung frei. Hiermit kann man jedoch nicht die Störfelder, die der Nachbar durch die Wand schickt, ausschalten und auch nicht die Störfelder, die entstehen, wenn alle Wasser- und Heizungsleitungen unter Spannung stehen. Daher hat sich eine vorsorgliche Montage einer Netzfreischaltung häufig als überflüssig erwiesen. Herr Schäfer misst deshalb zur Kontrolle den Schlafplatz auch bei ausgeschalteter Sicherung, bevor er ein solches Gerät empfiehlt, denn bei über 60% aller Schlafzimmer mit Netzfreischalter sind trotzdem noch Magnetfelder zu messen. Grund: Verbraucher außerhalb des Zimmers oder des Hauses. Wie bei diesem Messprotokoll ersichtlich ist, bringen auch die Erdkabel der Stadtwerke teils magnetische Wechselfelder ins Haus, bei denen eine Netzfreischaltung auch keine Abhilfe schaffen kann.

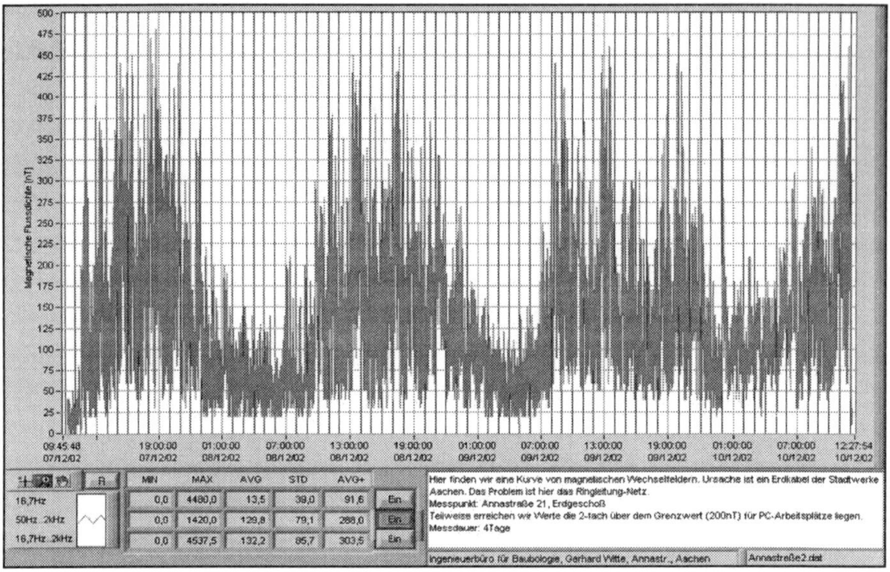

Messkurve magnetischer Wechselfelder in einer Wohnung, verursacht vom Erdkabel der Stadtwerke. Langzeitmessungsergebnis: häufig weit über 200nT. Netzfreischaltung nutzlos!

8. ANKOPPLUNG VON METALLEN

Im Raum kann durch das Zusammenwirken aller vorher genannten elektrischen und magnetischen Strahlungen ein Feld entstehen, das sich an alle Metallteile im Raum ankoppeln kann.
Somit sind in Räumen mit dieser Belastung häufig an allen Metallteilen Spannungen zu messen. Zum Beispiel an Türklinken, Schrankschlüsseln, Nägeln zur Bildaufhängung, Fenstergriffen etc.! Ferner steht auch häufig die Brille des Trägers, wenn er sich in einem belasteten Raum aufhält, unter Spannung. Auch in diesem Fall sollte man an das Eisen im Blut und die Clusterstruktur des Wassers im Körper eines jeden Menschen denken, die hierdurch auch beeinflusst werden.
Mit der Sonde des Messgerätes auf Berührung mit den erwähnten Gegenständen - auch mit der Brille (besonders vor dem Computer sitzend) - zeigt die Messskala häufig zwischen 20 und 100mV(!) an. Brillenträger sollten wegen der Antennenwirkung ihrer Metallbrille im Strom- und Funkzeitalter auf Kunststoffbrillen zurückgreifen.

9. ANKOPPLUNG DER FEDERKERNMATRATZE

Die bereits erwähnte Federkernmatratze ist heute in Zusammenwirkung mit der modernen Strahlung eines der tückischsten Objekte in unserem Schlafzimmer. Steht ein elektrisches Gerät in unmittelbarer Nähe (bis zu 40cm entfernt - also auch beim Nachbarn hinter der Wand), so kann die Metallfederkernkonstruktion im elektrischen oder im magnetischen Feld nicht nur ankoppeln, sondern diese Spannung kann wegen der Leitfähigkeit des Materials auch im ganzen Bett wirksam werden. 100mV(!) Spannung in der Federkernmatratze sind ein eher häufiges als seltenes Messergebnis!
Und darin soll sich ein Körper, dessen Nerven im feinsten Spannungsbereich arbeiten, in der Regenerationsphase entspannen???

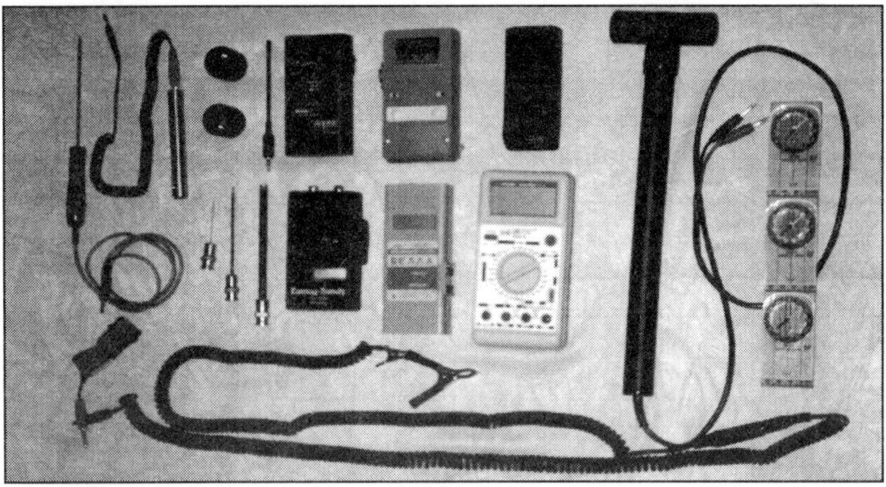

Die moderne Messtechnik der Baubiologie wird bereits in handlichen Größen produziert.

Doch das ist noch nicht alles: Wenn Sie einen Kompass in Abständen von 10cm auf eine Federkernmatratze legen, so werden Sie feststellen, dass die Nordausrichtung der Nadel nur bei 30% aller Matratzen immer in gleicher Richtung bleibt. Bei weiteren 30% aller Matratzen wird in Abständen von 10 cm die Nadel verzerrt, das heißt also Erdmagnetfeldmanipulation. Bei 40% der Betten wird durch die Federkernmatratze

eine Verzerrung des Erdmagnetfeldes von bis zu 180°(!!) erreicht.
Das ist für unseren Körper, der nachts auf das Erdmagnetfeld reagiert, mit Sicherheit nicht vorteilhaft. Und wieder denke man an unser Eisen im Blut - es wird wohl etwas *irritiert* sein. Außerdem ist das Mitverursachen eines Links-Spin der Zellen durch diese Störung nicht auszuschließen und auch die Clusterstruktur des Wassers im Körper ist, wie bereits erwähnt, hiermit wieder beeinflussbar.
Ein weiterer gewaltiger Aspekt der Neuzeit: Sie wissen, wenn Sie von ihrem Radio die Antenne abbrechen, ist kein Empfang gegeben. Sie müssen aber nur ein kleines Stück (gebogenes) Metall an der Antennenadaption anschließen, das heißt also zum Beispiel eine Spirale aus Ihrer Federkernmatratze, und alle Sender sind wieder auf Empfang!
Leider denkt daran niemand in unserem Funkzeitalter. Genau genommen müssten eigentlich, *wenn Sie mal tief in Ihre Matratze horchen*, RTL, Telekom, Mannesmann, der amerikanische Geheimfunk und viele andere Sender zu hören sein. Jedoch sind in diesem Fall nicht die Ohren, sondern die Zellen die Empfänger!
Federkernmatratzen sind Großantennen.
Soweit zur Federkernmatratze, besitzen Sie auch eine?
Messtechnik ist notwendig und hilfreich, auch dem Ungläubigen seine Felder am Schlafplatz zu demonstrieren.
Ich vergleiche gerne den Rutengänger mit einem Zahnarzt, der nur die untere Zahnreihe kontrolliert, den Messtechniker mit einem Zahnarzt, der nur die obere Zahnreihe kontrolliert.
Wenn jemand beansprucht, Strahlungen am Schlafplatz zu kontrollieren, sollte er ALLE möglichen Störstrahlungen kontrollieren. Oder nicht?

ELEKTROSMOG II

HOCHFREQUENZ (FUNK)

Die Funkstrahlung wird in gepulste Hochfrequenz und ungepulste Hochfrequenzstrahlung unterteilt.

1. UNGEPULSTE HOCHFREQUENZ (Analog)

Die ungepulste Hochfrequenz ist eine Funkstrahlung, die von Radio- und TV-Sendern sowie Taxi- und Polizeifunk und auch von Privatfunkern ausgeht.
Sie sollte aus medizinisch-biologischer Sicht 1mV/m Feldstärke in der Luft nicht überschreiten, was auch der Regelfall ist.
Im Durchschnitt sind in Deutschlands Schlafzimmern nur 5mV/m zu messen, anders jedoch in der Nähe von Funktürmen: Stolberg 40mV/m, Düsseldorf 80mV/m, Bonn 180mV/m. Man sollte daher nicht zu nah an einem Funkturm wohnen. Ist das unumgänglich, sollte eine Abschirmung geschaffen werden.
Wissenschaftliche Studien von Prof. Varga an der Universität Heidelberg haben nachgewiesen, dass ungepulste und gepulste Hochfrequenz direkt auf die Hypophyse (Hirnanhangdrüse) einwirkt und somit auf die menschlichen Steuerungssysteme einen negativen Einfluss ausüben kann.
Um sich ein einfaches Vorstellungsbild machen zu können, sollte man sich die Strahlung wie einen Lichtstrahl vorstellen: Schauen wir in eine Lampe mit zum Beispiel 80 Watt, so gerät ein Lichtstrahl in unser Auge, der hinter unserem Auge in elektrische Informationen umgewandelt wird und an das Gehirn weitergeleitet wird, da alle Befehle in unserem Gehirn nicht nur biochemisch, sondern wie erwähnt, hauptsächlich bioelektrisch geschehen.

Meist können wir ungehindert in eine 80-Watt-Birne schauen, mit zum Beispiel 500 Watt kämen wir nicht mehr so einfach klar.
Die Strahlung, d. h. die elektrischen Impulse, wären zu hoch für Auge und Gehirn. Wir würden die Strahlung für unser Gehirn drosseln, das heißt die Augen etwas schließen.
Diese Funktion kann das Gehirn jedoch nicht gegenüber der Funkstrahlung praktizieren! Erst recht nicht gegen gepulste Strahlung.

2. GEPULSTE HOCHFREQUENZ (Digital)

Viel dramatischer reagiert das Gehirn gegenüber der gepulsten, das heißt digitalen Funkstrahlung.
Wissenschaftler sprechen häufig von Gehirnkrebs und Verbrennungen der Gehirnzellen, wenn man ein Handy langzeitlich ans Ohr hält, wie bereits 10/2000 im TV anhand von aufgeschnittenen Tiergehirnen nachgewiesen wurde.
Alle Länder, die Forschungen dahingehend betrieben haben, kommen zu ähnlichen Ergebnissen, was die breite Masse anscheinend nicht wahrhaben will.
Es gilt ein Grundverständnis zur schnurlosen Kommunikation zu bekommen. Folgende Erklärungen gelten gleichermaßen für Handys sowie für schnurlose digitale Haustelefone. Eigentlich besteht kein großer Unterschied zwischen beiden, außer, dass man sich beim schnurlosen Haustelefon die Funkstation für dieses bequeme und praktische Kommunikationssystem in die eigene Wohnung stellt. Die Zeiten der analogen, schnurlosen Haustelefone ist längst vorbei, da diese einen schlechten Empfang hatten und somit nicht gut verkauft werden konnten.
Heutzutage sind fast alle schnurlosen Haustelefone digitalisiert, das heißt gepulst. Für Schnurlostelefone und Handys wurden Entstörungen entwickelt. Diese Entstörungen sind technisch in der Luft gemessen nicht nachweisbar, jedoch medizintechnisch im Körper gemessen stellt man fest, dass der Körper nicht mehr auf die Handystrahlung reagiert.
Um die gepulste Funkstrahlung nun auch bildlich zu erklären, denken wir wieder an unsere 80-Watt-Birne: Wir schauen in sie hinein und machen die Lampe:

an - aus - an - aus - an - aus - an - aus - an - aus - an - aus -an - aus -
an - aus - an - aus - an - aus - an - aus - an - aus - an - aus -an - aus -
an - aus - an - aus - an - aus - an - aus - an - aus - an - aus -an - aus -
an - aus - an - aus - an - aus - an - aus - an - aus - an - aus -an - aus -
an - aus - an - aus - an - aus - an - aus - an - aus - an - aus -an - aus -
an - aus - an - aus - an - aus - an - aus - an - aus - an - aus -an - aus -
an - aus - an - aus - an - aus - an - aus - an - aus - an - aus -an - aus -
an - aus - an - aus - an - aus - an - aus - an - aus - an - aus -an - aus -
an - aus - an - aus - an - aus - an - aus - an - aus - an - aus -an - aus -
an - aus - an - aus - an - aus - an - aus - an - aus - an - aus -an - aus -
an - aus - an - aus - an - aus - an - aus - an - aus - an - aus -an - aus -
an - aus - an - aus - an - aus - an - aus - an - aus - an - aus -an - aus -
an - aus - an - aus - an - aus - an - aus - an - aus - an - aus -an - aus -
an - aus - an - aus - an - aus - an - aus - an - aus - an - aus -an - aus -
an - aus - an - aus - an - aus - an - aus - an - aus - an - aus -an - aus -
an - aus - an - aus - an - aus - an - aus - an - aus - an - aus -an - aus -
an - aus - an - aus - an - aus - an - aus - an - aus - an - aus -an - aus -
an - aus - an - aus - an - aus - an - aus - an - aus - an - aus -an - aus -
an - aus - an - aus - an - aus - an - aus - an - aus - an - aus -an - aus -
an - aus - an - aus - an - aus - an - aus - an - aus - an - aus -an - aus -
an - aus - an - aus - an - aus - an - aus - an - aus - an - aus -an - aus -
an - aus - an - aus - an - aus - an - aus - an - aus - an - aus -an - aus -
an - aus - an - aus - an - aus - an - aus - an - aus - an - aus -an - aus -
an - aus - an - aus - an - aus - an - aus - an - aus - an - aus -an - aus -
an - aus - an - aus - an - aus - an - aus - an - aus - an - aus -an - aus -
an - aus - an - aus - an - aus - an - aus - an - aus - an - aus -an - aus -
an - aus - an - aus - an - aus - an - aus - an - aus - an - aus -an - aus -
an - aus - an - aus - an - aus - an - aus - an - aus - an - aus -an - aus -
an - aus - an - aus - an - aus - an - aus - an - aus - an - aus -an - aus -
an - aus - an - aus - an - aus - an - aus - an - aus - an - aus -an - aus -
an - aus - an - aus - an - aus - an - aus - an - aus - an - aus -an - aus -
an - aus - an - aus - an - aus - an - aus - an - aus - an - aus -an - aus -
an - aus - an - aus - an - aus - an - aus - an - aus - an - aus -an - aus -
an - aus - an - aus - an - aus - an - aus - an - aus - an - aus -an - aus -
an - aus - an - aus - an - aus - an - aus - an - aus - an - aus -an - aus -
an - aus - an - aus - an - aus - an - aus - an - aus - an - aus -an - aus -

Nun versteht man, was unser Gehirn mit dieser Art Strahlung mitmachen muss. Dies nicht nur tagsüber, sondern auch nachts, wenn es sich eigentlich entspannen will! Manche Funkfirmen argumentieren damit, dass die Funkstrahlung ja eine andere Frequenz habe als die menschlichen Organe. Nun stellen Sie sich vor, Sie würden sich mit einem Gesprächspartner auf Deutsch unterhalten, und ein (z. B.) Chinese brüllt Ihnen Tag und Nacht dazwischen - viel lauter als Ihr eigenes Gespräch. Der Körper versteht zwar noch seine eigene Sprache, aber braucht viel Energie um *den Chinesen* abzuwehren.
Auch wenn der Funksender eine andere Sprache spricht als unser Gehirn, so bringt er doch viel Energie, in die Gehirndrüsen und sorgt für *Verwirrung*, wenn die Funkeinstrahlung zu hoch ist.
Das Gehirn kann diese Energie nicht drosseln, wie z. B. die Augen ein zu helles Licht drosseln können, und laut Professor Varga geht diese ungebremst in die Hypophyse, das Schaltorgan Ihres Drüsensystems. Selbst wenn Sie kein Handy besitzen, können Sie der Funkstrahlung nicht entrinnen; denn ein Handy ist nicht so funkintensiv, dass es über viele Meter bis zum nächsten Funksender funken kann. Daher senden die kleinen, kleinen Funktürmchen auf den vielen, vielen Häusern

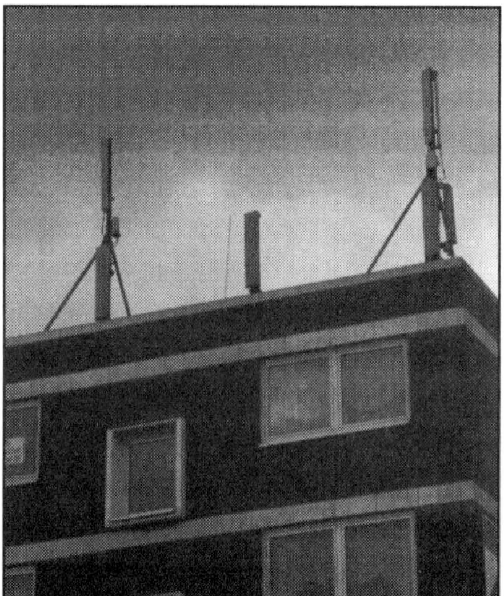

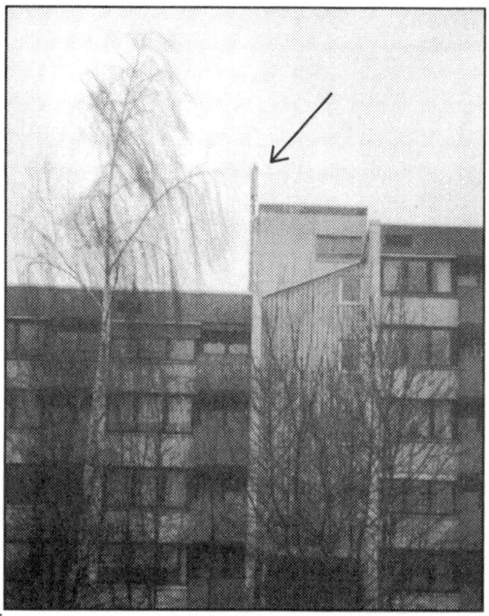

Es bedarf nicht vieler, sondern nur EINES Funksenders, um die Landschaft, das heißt auch die Schlafzimmer, mit Strahlung zu versorgen.

konstant Tag und Nacht so etwas wie *Leitstraßen* ins Land (und in die Schlafzimmer), damit man sich beim Telefonieren mit dem Handy darin *einhängen* kann.

Meist stehen diese kleinen Türmchen in Abständen von mittlerweile 300 bis 500m auf vielen Flachdächern. Schauen Sie doch öfters mal nach oben!
Außerhalb der Städte sind separate Funksender gebaut, die dann mit entsprechend höherer Sendeleistung funken. Neuerdings werden sie auch in Kirchtürmen untergebracht. Im November 2001 wurde im deutschen TV darauf hingewiesen, dass eine Herstellerfirma den Kommunikationsfirmen ab sofort getarnte Sendeantennen anbietet: Getarnt als Kirchenkreuze, Hauskamine für Privatdächer und sogar als Vogelhäuser! Nur durch Messung erfahren Sie den Strahlungszustand in Ihrem Schlafzimmer. Gegebenenfalls sollte Ihre Gesundheit Ihnen eine Abschirmung wert sein.

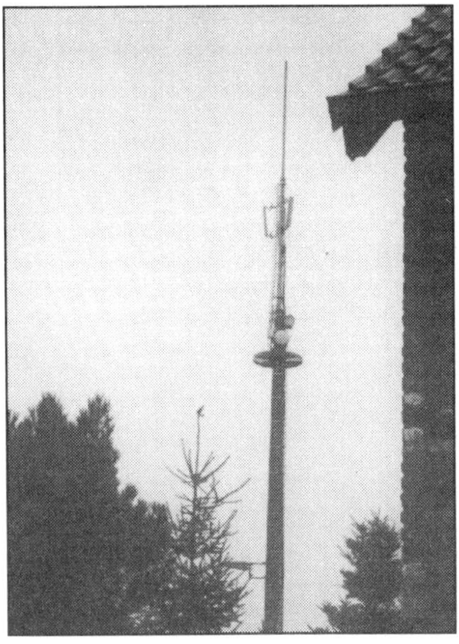

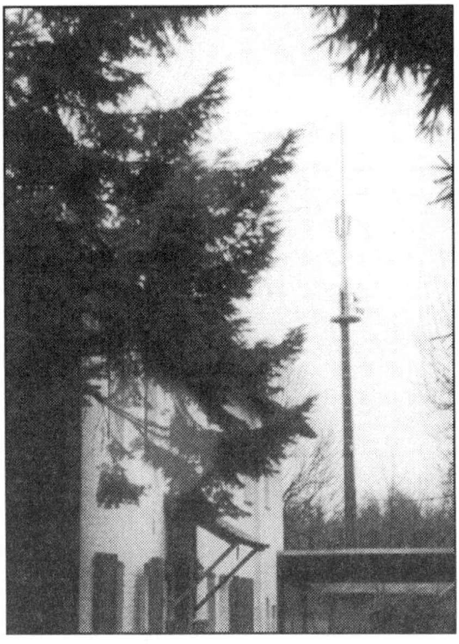

WEITERE STÖRFAKTOREN

1. SATELLITENSCHÜSSELN

Satellitenschüsseln in Bettnähe sind weitere Störfaktoren der modernen Zeit. Im Radius von ca. 5m erzeugen sie ein Energiefeld, in der manche Menschen ihren ruhigen, tiefen Schlaf verloren haben. Man sollte Distanz bewahren!
Häufig sind diese in unmittelbarer Bettnähe montiert. Da man nicht durch die Wand gucken kann, und es somit den meisten Menschen nicht bewusst ist, wie weit ihre Satellitenschüssel von ihrem Schlafplatz angebracht ist, sollte dies überprüft werden.

2. RADARSTRAHLUNG

Die Radarstrahlung ist eine sehr intensive Strahlung für die menschlichen Zellen. Man glaubt, man hätte damit kaum zu tun.
Nehmen wir jedoch unsere Situation im Aachener Land: 30 km entfernt liegt nicht nur der Aachen-Maastrichter-Flughafen, sondern auch Euro-Control (die Luftfahrtkontrolle für Europa) - Tag und Nacht radaraktiv! 40 km Luftlinie entfernt liegt der Flugplatz Lüttich - zwar klein, aber radaraktiv, 5 km Luftlinie entfernt Merzbrück, 30 km Luftlinie entfernt die AWACS in Geilenkirchen - Tag und Nacht radaraktiv und 40 km Luftlinie entfernt Mönchengladbach Airport.
Mit Sicherheit sind Radarstrahlen nicht auf eine Stadt gerichtet, jedoch können sie von diversen Objekten, seien es Spiegel, Kupferkessel, Metallteile, etc. reflektiert werden und somit können sie dort sein, wo wir mit Sicherheit nicht mit ihnen rechnen...! Die Anzeigewelle von gesundheitlich betroffenen Bundeswehrsoldaten im Jahr 2000 zeigt, dass die eigenen Grenzwerte in Frage gestellt werden. Nur eine Messung am Schlafplatz bringt Sicherheit.

3. EISENBAHN

Die Strahlung von Bahnlinien mit Hochspannungsversorgung erreicht dagegen viel sicherer unsere Wohnungen.
Erfahrungswerte bringen $16^2/_3$ Hz meist mit Herzproblemen in Verbindung. Die jetzt erlaubte Bebauungsdistanz von der Bahnlinie sieht auch bei uns schon anders aus als vor Jahren.
Doch wenn Sie mit dem Zug durch die Stadt fahren, haben sie häufig nur 5m Distanz von den Betten. So haben die Betten nur 7m Distanz zur Hochspannung - und das im gefährlichsten Hz-Bereich...! Selbst bei 50 Metern Distanz sind häufig noch Strahlungsfelder zu messen. Hier sollte man ohne Entstörung nicht wohnen. Des Weiteren können auch manchmal in großer Entfernung noch Messwerte von bis zu 170nT gemessen werden, die durch das Erdreich transportiert werden. Unser Messdiagramm auf der nächsten Seite wurde in 400m Entfernung von der Bahnlinie erstellt.
Auch für die Fahrt mit der Bahn selbst wurde eine kleine eigene frequenzangepasste Neutralisation entwickelt, die die Person in die Tasche stecken kann. Dies ist natürlich nur notwendig, wenn man häufig mit der Bahn fährt.

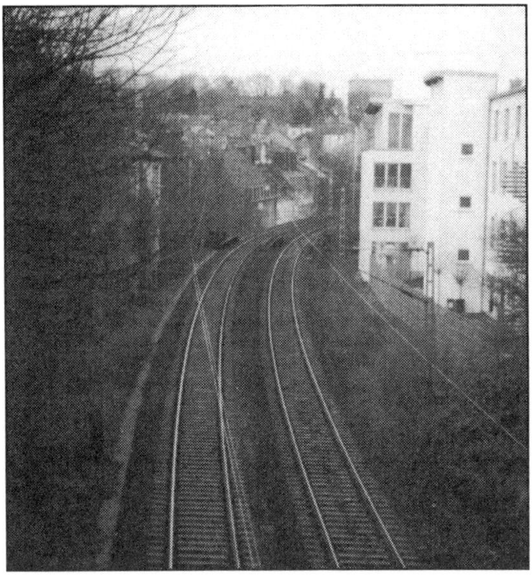

Auf vielen Betten ist die $16^2/_3$ Hz Strahlung messbar.

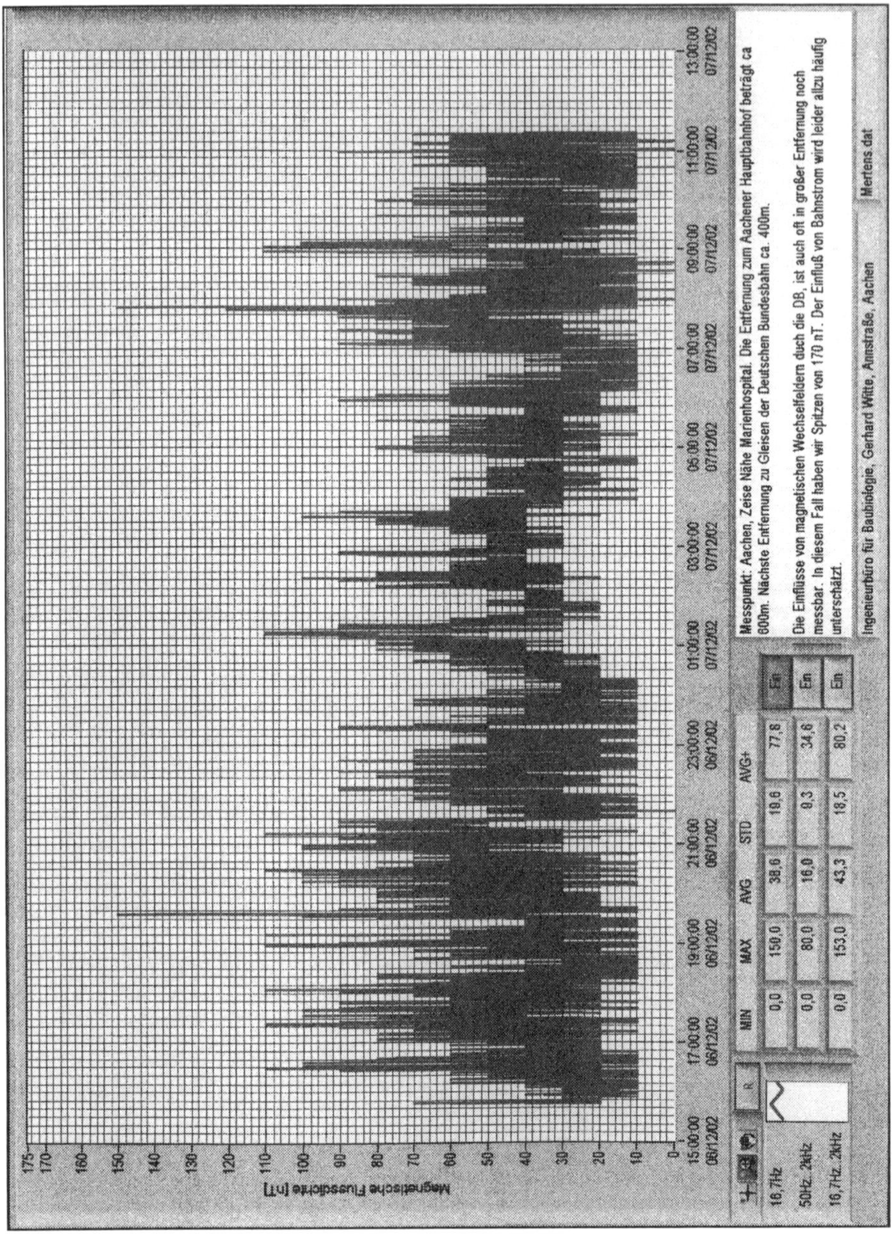

Magnetische Wechselfelder verursacht von einer Bahnlinie in ca. 400 m Abstand. Messergebnisse: bis zu 170nT. Netzfreischaltung zwecklos. Hier kann nur eine Strahlungsneutralisation helfen.

4. ELEKTROMOTOREN

Elektromotoren setzen sich viele Menschen jedoch freiwillig unter das Bett. Diese sollen in wenigen Sekunden Bequemlichkeit verschaffen, indem sie die Bettstellung auf Knopfdruck automatisch verändern, sorgen jedoch die ganze Nacht dafür, dass aus einem, zwei oder drei Motoren ein elektrisches Feld von bis zu 200 V/m (!) auf das Bett einstrahlt.
Wenn Sie Ihr Bett unter Spannung stellen, ist das für Ihre Zellen mit Sicherheit keine Entspannung, sondern krankheitsbringender als Dauerstress.

5. WASSERBETTEN

Genauso beim Wasserbett. Zwar verspricht es einen komfortablen Schlaf und eine entspannte Rückenlage, jedoch erzeugt die Heizung ein elektromagnetisches Feld - und das die ganze Nacht. Zudem befinden sich im Wasser selbst Wirbelströme, bedingt durch Ankopplung, auch wenn die Heizung aus ist.
Zumindest sollte nachts der Stecker aus der Steckdose gezogen werden. Das hat jedoch den schwerwiegenden Nachteil, dass das Wasser abkühlt und somit dem Körper Wärme entziehen kann. Eine Wolldecke unter dem Körper wäre dann ein Kompromiss. Jedoch sollte man aus baubiologischer Sicht Wasserbetten meiden. 100% falsch ist auch die Behauptung einiger Wasserbettenverkäufer, dass Wasserbetten angeblich die Erdstrahlung neutralisieren würden. Personen, die erst auf Wasserbetten schmerzfrei wurden, hätten vorher den Platz mal untersuchen lassen sollen.

6. FUSSBODENHEIZUNGEN

Auch Fußbodenheizungen müssen zu den Störfaktoren gezählt werden. Einerseits nehmen sie durch den Wasserfluss im Boden Einfluss auf das Erdmagnetfeld, andererseits wirbeln sie unentwegt alle feinsten Partikel in die Luft und sind medizinisch bekannt für die Verursachung vielerlei Atemwegsprobleme. Zudem ist den Medizinern aufgefallen, dass viele Frauen Krampfaderprobleme bei der Benutzung einer Fußbodenheizung haben. Man führt das darauf zurück, dass eine überhöhte Temperatur im unteren Beinbereich vorhanden ist.

7. VIELE WEITERE STÖRFAKTOREN

Viele weitere Störfaktoren wurden in diesem Bericht noch außer Acht gelassen und können nicht alle aufgezählt werden: Ob es der Stahlrahmen im Bett ist, der wie eine Großantenne wirkt und sich elektrisch aufladen kann, ob es die Heizdecke ist, die die ganze Nacht unter Strom steht, Pilze in der Bausubstanz oder ob es die elektrostatische Ladung vom Kunststoffteppich oder Nylonvorhang ist, all das hängt von der entsprechenden Situation des zu untersuchenden Schlafzimmers ab.
Wissenswert ist auch, dass man mit der viel gelobten Mikrowelle bei der praktischen Essenszubereitung jedes Molekül in einen Links-Spin versetzt (Blutsäurewert) und dass sie alle vorher erwähnten Störfaktoren beinhaltet. Die komplette Nahrung wird in einen unnatürlichen Energiezustand versetzt. Auch das Aufwärmen von Wasser für Tee sollte vermieden werden.
Des Weiteren gibt es Mischfrequenzen, die entstehen, wenn eine Currylinie durch einen Sicherungskasten läuft oder wenn die Wasserader unter einer Eisenbahnführung läuft. Gut geschulte Rutengänger sind darüber informiert, jedoch gibt es scheinbar immer noch Rutengänger, die an EINEM Wochenende geschult werden und von diesen Mischfrequenzen noch nichts gehört haben.
Nun, natürlich wussten Sie das noch nicht alles, da niemand Sie dahingehend aufklärte, doch fühlen Sie sich jetzt noch *wohlgeborgen* in Ihrem Bett?

Jedoch vertrauen Sie sich nur einem geprüften Fachmann an, der sowohl alle Elektrosmogfelder, Funkeinstrahlungen sowie alle Erdstrahlungen nachprüft, gegebenenfalls auch alle Raumgifte analysieren kann. Und wenn ein Entstörmittel notwendig sein sollte, ist es vielleicht ratsam, kein *Fertigprodukt* einzusetzen, sondern eine frequenzangepasste individuell ausgearbeitete Neutralisation anfertigen zu lassen. Auch sollte diese vom Arzt oder Heilpraktiker nachgeprüft werden und mit einer schriftlichen Geld-Zurück-Garantie verbunden sein (siehe Produktinformation).

8. RAUMLUFT- UND MATERIALANALYSEN

Ein weiterer Punkt der Schlafplatzuntersuchung sind die nach Bedarf durchgeführten chemischen Analysen. Nach Probeentnahme von Materialien oder Raumluft werden diese durch ein staatlich anerkanntes Labor für Umweltanalytik untersucht und von einem Toxikologen beurteilt.

Das Analyse-Spektrum von Herrn Schäfer umfasst bis zu 300 Bestimmungsmöglichkeiten. Raumluft- und Material-Analysen, Wasser und Boden-Analysen werden auf Wunsch durchgeführt.

Formaldehyde und andere Aldehyde, Lösungsmittel, Weichmacher, PCB, diverse Holzschutzmittel, Asbest, Hausstaubmilben und Schimmelpilze sind nur die bekanntesten Problemverursacher. Ob schwerflüchtige oder leichtflüchtige Substanzen, ob Toxine jeglicher Art oder Undefinierbares gesucht wird, mittels verschiedener Probeentnahmemethoden und der entsprechenden Analysemethoden ist es in Zusammenarbeit mit dem Labor kein Problem, die verschiedenen Stoffe zu definieren.

Der Analysebericht geht dann sowohl an den Patienten als auch an den behandelnden Arzt, um entsprechende medizinische Maßnahmen zu ergreifen.

Natürlich sollten auch zu Hause, wie bei allen in diesem Buch aufgeführten Störsituationen, entsprechende Änderungsmaßnahmen getroffen werden!

9. ZÄHNE

...und die Zähne? Natürlich, die hatte ich vergessen. Daran wurde ich von einem Zahnarzt erinnert, der dieses Buch mit Begeisterung gelesen hat, aber dieses Kapitel vermisste, dabei arbeitet Herr Schäfer für mehrere Zahnärzte.

Der *Amalgam-Krieg* ist längst bekannt, nur was viele nicht wissen: Wenn Amalgam im Mund auf Strahlungsfelder gebettet wird, wandern mehr Toxine in den Darm als ohne Strahlungsbelastung. Der zahnmedizinische Zusammenhang ist aber noch vielseitiger. Zähne stehen immer in Zusammenhang mit Rückenwirbeln, Organen und Meridianen. Somit hat die Störstrahlung nicht nur den Zahnnerv als Angriffspunkt, sondern kann ihn auch über die anderen genannten Punkte schädigen.

Hauptproblem ist jedoch das Metall im Mund. Metalle sind Antennen für Funk und Strahlungsfelder. Je nach Länge der Metallbrücken oder auch Abständen der Brücken bilden sie im Mund Empfangsmöglichkeiten für verschiedene Wellenlängen - nicht nur am Bett, sondern auch am Handy, Schnurlostelefon und Computer.

Zudem wirken verschiedene, nicht aufeinander abgestimmte Metalle im Mund, entsprechend der elektrochemischen Spannungsreihe, in Zusammenwirkung mit dem Speichel säurebildend wie eine Autobatterie. Also finden wir auch hier wieder genügend Gründe nicht nur für eine richtige Zahnsanierung, sondern auch für eine Schlaf- und Arbeitsplatzsanierung.

ARBEITSPLATZ

Vieles wurde erwähnt über den Platz der Regeneration, den Schlafplatz, die Quelle der Erholung.
Man geht davon aus, dass der Körper tagsüber vielen Störsituationen standhalten kann, wenn die Zellen sich nachts wirklich regenerieren können. Jedoch können auch manche Arbeitsplätze mit Giftstoffen oder Elektrosmog belastet sein.
Schaut man sich den heutigen Arbeitsplatz an, so muss man zugeben, dass dieser zweifellos von *etwas viel* Elektrizität und Strahlung umgeben ist.
Dabei handelt es sich nicht nur um die sichtbaren elektrosmogproduzierenden Geräte, die während der acht langen Stunden zu nah am Körper stehen. Häufig sind sie sogar rund um den Körper platziert. Auch die strom- und starkstromführenden Kabel, die optisch hübsch verdeckt in doppelten Böden unter den Füßen verlaufen, wirken ganztägig über die Füße auf den Körper ein, wenn wir auf ihnen sitzen.

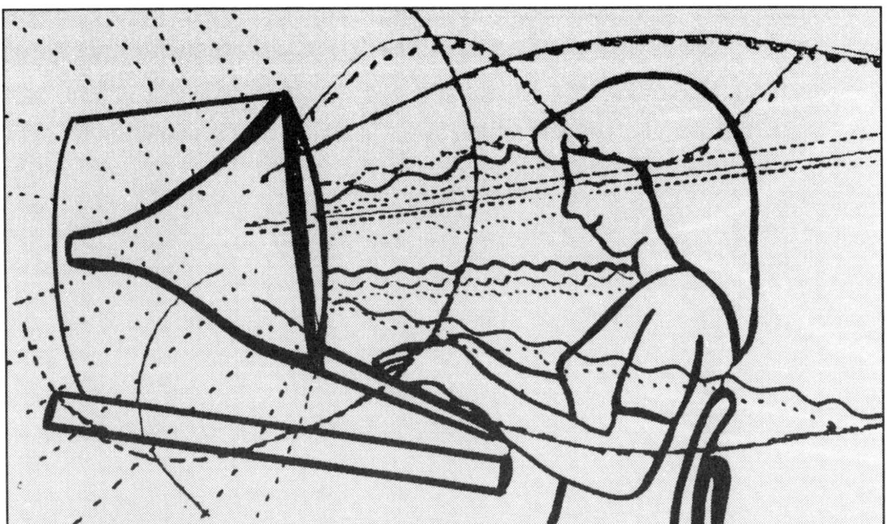

Selbst wenn die neueren Computer mit *Low Radiation* (geringe Strahlung) betitelt sind, heißt dies noch lange nicht *No Radiation* (keine Strahlung).
Ein Strahlengemisch von elektrischen und elektromagnetischen Feldern sowie aufgelagerte Wellen und Radioaktivität wirken in unmittelbarer Nähe des Computers direkt auf die menschlichen Zellen und das Gehirn ein - den ganzen Tag. Und glauben Sie bitte nicht an die komplette Strahlungsneutralisation durch einen Rosenquarz und ein Zeichen am Bildschirm!
Immer mehr Menschen klagen über Kopfschmerzen, Schwindelgefühle, Energielosigkeit und Konzentrationsmangel nach bereits kurzer Computertätigkeit.
Auch bei mir traten laufend ähnliche Reaktionen während der Computerarbeit auf, bis ich meinen Computer, ähnlich wie meinen Schlafplatz, mit einer frequenzangepassten Strahlungsneutralisation versah. Seitdem kann ich problemlos und frei von Kopfschmerzen stundenlang am Computer arbeiten und behalte meine Energie. Auch die Augen bleiben schmerzfrei.
Nachdem ich mir einen Flachbildschirm mit Funkmaus zulegte, brauchte ich wegen der anderen Frequenzmischung eine neue angepasste Entstörung, seltsamerweise trotz Flachbildschirm eine stärkere Version. Hierauf wurde uns bewusst, dass der Funkanteil sehr intensiv auf den Körper einwirkt, da man direkt im Funkbereich sitzt. Nach neuangepasster Entstörung ging es mir sofort wieder gut.
Da die heutige Marktwirtschaft vom Verkauf aller technischen Produkte lebt, werden Sie auf Aufklärung von öffentlicher Seite vermutlich noch lange warten können.
Jedoch: manche Hersteller warnen vor dem Gebrauch ihrer Geräte – lesen Sie doch mal den Aufkleber auf der Unterseite Ihrer Tastatur.
Wenn Sie nicht ohne Ihren Computer auskommen, dann sollten Sie ihn entstören! Rufen Sie uns an! Ein Versuch mit Geldrückgabe-Garantie sollte Ihnen IHRE Gesundheit oder die Ihrer Kinder wert sein. Des Menschen Schicksal liegt größtenteils in seiner eigenen Hand. Nur wir selbst können für uns etwas ändern!

Teil III

ERFAHRUNGEN MIT ENTSTÖRMITTELN

Der erste Schritt einer Schlafplatzsanierung ist normalerweise immer die Suche nach einem möglichst freien Platz für das Bett, das heißt, er sollte so wenig geopathische Belastung wie möglich aufweisen. Um dies zu optimieren ist der nächste Schritt das Umstellen oder Verbannen von technischen Geräten und/oder eine Stromausschaltung zum Beispiel mit Hilfe eines Netzfreischalters für den Schlafraum.
Trotz dieser Maßnahmen gelingt es meist nicht einen hundertprozentig freien Schlafplatz zu schaffen, da häufig die Nachbarn, der Funkturm, nicht erklärbare Magnetfelder im ganzen Haus, die Geopathie in Form der Wasserwinkelstrahlung von der Wasserader und vieles mehr entgegenwirken kann. In diesem Fall ist eine Neutralisation unvermeidbar, wenn man gesund werden oder bleiben möchte.

Um nachvollziehen zu können aus welchem Grund Neutralisationen wirken, oder nicht wirken, oder sogar zu weiteren Störfaktoren werden können, braucht man ein grundlegendes Verständnis für Strahlung und dessen Wirkungsweise auf den menschlichen Körper.
Wichtig ist, dass wir hier von Strahlungen reden, die in ihrer Intensität nicht nur in höheren, sondern auch in niedrigeren Bereichen liegen. Vor allem auch in diesen niedrigeren Bereichen ist ein physikalischer Prozess zu beobachten der in der Naturheilkunde den durchbrechenden Erfolg vieler neuer Behandlungsmethoden brachte. Es geht um das Phänomen der Resonanz.
Im Duden lesen wir folgende Erklärung: Der Begriff stammt aus dem Lateinischen und bedeutet, mittönen/mitschwingen. Spricht man von Resonanz geht es also um das Mittönen oder Mitschwingen eines Gegenstandes in der Frequenz bzw. Schwingung eines anderen.
Das Phänomen der Resonanz ist in vielen Bereichen natürlicher

Vorgänge anzutreffen, doch am einfachsten kann man es mit Hilfe zweier Saiteninstrumente verdeutlichen. Bringt man die Saite einer Geige in einem Raum zum schwingen, und befindet sich im selben Raum eine weitere Geige oder auch ein anderes Instrument, dessen Saiten genau auf den gleichen Ton gestimmt sind, so beginnt auch die Saite des nicht gespielten Instrumentes zu schwingen und erzeugt den gleichen Ton. Dabei regt die Saite nicht nur die Saite des andern Instrumentes an, sondern auch die Klangkörper der Instrumente, die die entstehenden Töne verstärken und akustisch hörbar machen. Weiterhin können neben den Instrumenten auch andere Gegenstände im Raum mit dem gespielten Ton in Resonanz gehen, wenn ihre Abmessungen mit der Wellenlänge der Tonschwingung übereinstimmmen, auch wenn man dies nicht immer akustisch feststellen kann. Es kommt also zu einer Kettenreaktion von Resonanzen.

Nun ist es so, dass auch lebende Organismen in gleicher Weise reagieren, wenn die sie umgebenden Schwingungen, wie zum Beispiel Funk-, E-Smog- und Erdstrahlung, Wellenlängen aufweisen, die mit

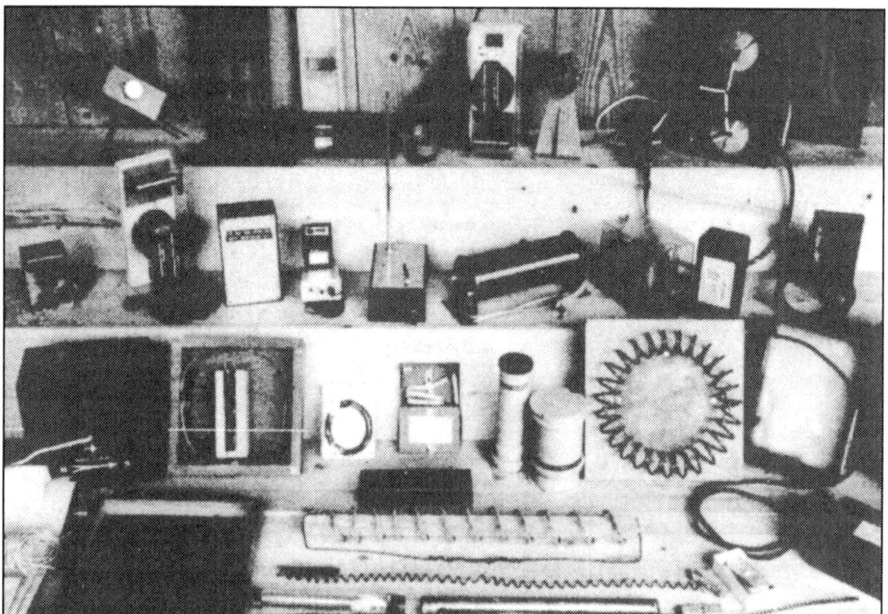

Verschiedene Objekte, die als Entstörgeräte verkauft wurden

den Entsprechungen von Zellen, Organen, Knochen etc. übereinstimmen. Das heißt der Organismus wird von einer äußeren Schwingung zum mitschwingen angeregt. Dabei kommt es nicht darauf an wie stark diese Strahlungen sind. Da der Organismus als Resonanzkörper, also als mitschwingender Körper fungiert, verstärkt er die Strahlung ebenso, wie der Resonanzkörper der Geige den Ton lauter erklingen lässt. Somit können also auch Strahlungen die radiästhetisch oder technisch gemessen in einem sehr geringen Intensitätsbereich liegen trotzdem eine immense, nicht unbedingt positive Wirkung auf den lebenden Organismus ausüben, vorausgesetzt er geht mit diesen in Resonanz. Die Problematik liegt darin, dass die Zellen aufgrund der Resonanz nicht mehr in ihrem natürlichen Wellenlängenbereich schwingen und somit unterschiedlichste Kommunikationsschwierigkeiten zwischen den Zellen auftreten, was sich dann in Krankheiten oder Allergien zeigt. Dies haben die Hersteller der Bioresonanzgeräte erkannt und entwickelten Geräte die es ermöglichen die Zellen in ihre natürliche Schwingung zurück zu versetzten.

Die Kunst der Neutralisation besteht also darin eine solche Resonanz der Zellen zu verhindern. Dies ist nur möglich indem man die verschiedenen Frequenzen der vorhandenen Strahlungen vor Ort feststellt und die entsprechenden Gegenschwingungen in der richtigen Intensität aufbaut. Es muss also eine Interferenz, das heißt Überlagerung und damit Aufhebung erzeugt werden. Ein aktuelles Experiment bei Mercedes-Benz in Stuttgart sieht folgendermaßen aus: Die akustischen Schallwellen eines Motors werden im Motorraum über mehrere Mikrofone aufgenommen, per Computer die Gegenschwingung produziert und dann über Lautsprecher wieder in den Motorraum gegeben. Ziel soll sein, dass durch die Interferenzstrahlung die Motorschallwellen aufgehoben werden, um somit Motorgeräusche zu reduzieren oder auch ganz aufzuheben.

Angesichts dieser Voraussetzungen, die an eine Neutralisation gestellt werden ist es nicht schwer zu verstehen, warum die meisten Methoden der Schlafpatzneutralisation im bioenergetischen Test der Ärzte und Heilpraktiker nur geringe oder nicht zufriedenstellende Wirkungen aufweisen. Zurzeit werden in Deutschland über hundert verschiedene **Standart**neutralisationsprodukte angeboten, die folgendes nicht beachten: An einem strahlungsgestörten Schlafplatz kommen mehrere verschiedene Strahlungen mit jeweils verschiedenen Intensitäten zusammen. Diese Frequenzsauce ist an keinem gestörten Platz gleich, und somit kann es logischerweise kein hundertprozent wirksames Standartgerät geben, das **irgendwo** mit immer gleicher Frequenzeinstellung produziert wird und **anderswo** der immer andern Strahlungsmischung entspricht. Denn woher will der Hersteller des Entstörmittels wissen, welche Frequenzmischung an den verschiedenen Orten Ihrer Wohnung vorhanden ist? Auf welche Frequenzen soll er das Gerät einstellen? Eine optimale Entstörung bedarf also einer individuellen Gegenschwingungsanpassung vor Ort. Ein einleuchtendes Beispiel: Währen sie zufrieden, wenn man Ihnen bei kalten Füßen eine Standartschuhgröße verkaufen würde?

Doch das ist noch lang nicht alles was beachtet werden muss, um ein optimales Ergebnis zu erzielen.

Nur zu oft wird Herr Schäfer von Ärzten und Heilpraktikern in Wohnungen geschickt, in denen bereits Baubiologen gearbeitet und nicht selten ein oder auch mehrere Neutralisationsprodukte hinterlassen haben. Trotz dieser Maßnahmen stellte der Arzt eine Belastung fest und beurteilte somit die Produkte als wirkungslos oder nur teilweise wirksam. Hierzu zählen beispielsweise Kupferringe, Kupferspulen, Pyramiden, Kästchen oder Röhrchen mit diversen Inhalten, Schwingkreise oder Spulen, einzelne Edelsteine, Kohle unterm Bett, Entstörmatten jeglicher Art, auch aus Kork, diverse Magnetmatten, informierte Rosenquarze, Öle oder Metallstäbe, Runenzeichen, liegende Achten in jeglicher Materialform, Magnete hinter Gardinen, homöopathische Nosodengläschen, Mistelprodukte an den Wänden, Tachyonenobjekte, Orgonprodukte, pulsierende und viele, viele andere Objekte.
Schlimm genug, dass sie das Versprechen, die vorhandenen Störstrahlungen ganz zu neutralisieren, nicht einhalten können. Schlimmer ist es jedoch, wenn die angeblichen Entstörungen zu

Störobjekten werden und Störstrahlungen erzeugen, die ohne ihr Dasein gar nicht existieren würden. Ein Beispiel hierfür sind alle Entstörungen, die an Hauserdung oder Heizung zwecks Ableitung befestigt werden sollen und auch befestigt werden, ganz gleich ob die Erdung oder Heizung selbst schon unter Spannung steht. Eine Spannung von 50 bis 100mV auf Heizung und Hauserdung ist gar nicht so selten wie man vielleicht annehmen würde und dieses Phänomen wird den angeblichen Entstörmitteln dann zum Verhängnis, da sie diese Spannung aufnehmen, anstatt die eigene abzuleiten. Handelt es sich dabei zum Beispiel um eine Matte, die man ins Bett legt führt dies dazu, dass das gesamte Bett unter zusätzlicher Spannung steht.

Ein weiterer Aspekt, der unbedingt vermieden werden muss ist das Abschirmen von Strahlung unter dem Bett, da hiermit nicht nur die Strahlungen abgeschirmt werden, die eine Störung hervorrufen, sondern auch die positiven Strahlungen, die der Mensch zum leben braucht. Eine solche Abschirmung oder Verzerrung geschieht beispielsweise durch den Gebrauch von Magnetmatten, die ins Bett gelegt werden. (Sie sind nicht zu verwechseln mit den therapeutischen Magnet**feld**matten in Arztpraxen, die frequenzangepasst eingestellt und als Therapie eingesetzt eine schnelle Heilung erzielen können, wenn die Krankheit durch Erdstrahlung und Elektrosmog mitverursacht wurde). Patienten die mit solchen Matten in Kontakt gekommen sind berichten grundlegend von einer anfänglich enormen Verbesserung ihrer Probleme. Doch schon nach relativ kurzer Zeit müssen viele feststellen, dass sich ihre Probleme noch verstärken. Wie ist das zu erklären? Legt man einen Kompass auf eine solche Matte, so wird das Erdmagnetfeld in Abständen von 5 cm um 180° verzerrt. Ist das natürlich? Nein, sie bilden ein künstliches Feld, auch wenn die Magnete der Intensität des Erdmagnetfeldes entsprechen. So wie die Kamille mehr Substanzen enthält als Kamillosan, so besteht die Erde auch aus mehr Strahlungen, die für den menschlichen Körper notwendig sind, als nur aus Magnetismus.

Das Blutbild wird durch den Magnetismus zwar korrigiert, aber das ist nicht alles. Stellen Sie sich vor Sie ernähren sich ab sofort ausschließlich nur noch von künstlichen Vitaminen und Raumfahrernahrung und

meiden jegliche natürliche Kost. Hierdurch können Sie Ihren Körper hervorragend täuschen, weil diese ausgewogene optimierte Nahrung Sie lange topfit hält. Dann plötzlich kommt die Rechnung und es geht Ihnen gar nicht mehr so gut, weil viele bioenergetische Energien fehlen. Wir sind Teil der Natur und brauchen natürliche Strahlung ebenso wie natürliche Nahrung. Das heißt für unser Neutralisationsproblem: die uns negativ beeinflussende Strahlung muss gezielt bearbeitet und die positive belassen oder aufgebaut werden.
Doch auch ein übermäßiger Energieaufbau durch zum Beispiel Tachyonen oder Orgonprodukte ist wohl nicht der richtige Weg. Herr Schäfer sagt oft im Scherz: Wenn Sie Energie brauchen, dann stecken Sie doch den Finger in die Steckdose...
Mit diesem Beispiel wird klar, dass es darauf ankommt die richtige Frequenz und die richtige Intensität zu wählen, wenn es um energetische Hilfsmittel geht.
Zum Schluss möchte ich dann noch auf informierte Produkte eingehen, die Strahlungsfelder entstören sollen. Alle, die von ihrem Therapeuten schon einmal ein homöopathisches Mittel verschrieben bekommen haben wissen, dass dieses Mittel niemals auf den Fernseher oder ähnliche elektromagnetische Felder gelegt werden soll, da es sonst an Wirkung verliert. Nun ist es ja so, dass die Homöopathie noch nicht einmal nur mit Informationen arbeitet, sondern immer noch eine minimale Menge des wirkenden Stoffes vorhanden ist, der die Eigenschwingung ständig weitergibt, und dennoch kann die Wirkung durch Strahlung aufgehoben werden. Ich denke die Frage, warum informierte Entstörmittel in Strahlungsfeldern nicht lange wirken können, ist logisch, wenn man versteht, dass die physikalische Schwingung der Strahlungen permanent auf die informierte Substanz einhackt und auf Dauer dominiert.

In Kurzform bedeutet das für einen gesunden Schlafplatz:
• Es muss immer eine individuelle Frequenz- und Intensitätsanpassung durchgeführt werden, da an jedem Ort eine andere Strahlungsmischung vorliegt.
• Entstörungen dürfen nicht durch falsche Ableitungen zu Störmitteln werden.

• Das Abschirmen der positiven Strahlung unter dem Bett sollte unbedingt vermieden werden.
• Künstlich aufgebaute Felder sind ebenso schädlich wie künstliche Nahrung.
• Informationen werden aufgrund fehlender materieller und physikalischer Schwingungen gelöscht.

Es wird deutlich, dass die Wirkung einer Neutralisation nie allein von einem Baubiologen oder einem Verkäufer kontrolliert werden, sondern unbedingt immer auch von einem Therapeuten, der schwingungsmedizinisch arbeitet, gegenkontrolliert werde sollte.

Letztendlich muss man jedoch sagen, dass alle Entstörungen eigentlich mit guten Absichten aufgestellt werden. Auch eine Teilhilfe ist eine Hilfe - wenn auch nur zum Teil. Früher arbeitete auch Herr Schäfer mit vielen der genannten Produkte. Einerseits um zu Helfen, andererseits um seine Erfahrungen solange zu machen bis er etwas Besseres kennen lernte:

Geo-Safe-E®
INDIVIDUELLE FREQUENZANGEPASSTE STRAHLUNGSNEUTRALISATION

Die gezielte individuelle Frequenz- und Intensitätsanpassung der Neutralisation für ein biologisches System, genannt Geo-Safe-E®, ist bislang die einzige Methode, die alle Ärzte und Heilpraktiker im Arbeitskreis von Herrn Schäfer als 100% wirksam nachweisen konnten, da sie dem biologischen System helfen, nicht mit der Störstrahlung in Resonanz zu gehen.

In Kurzfassung läuft dies folgendermaßen ab: Aus über 20 verschiedenen Substanzen, die wegen ihrer natürlichen physikalischen Brechungswinkel eine Interferenzstrahlung zu den verschiedenen Frequenzbereichen erzeugen können, sowie weiteren Zutaten, die eine unlöschbare Eigenschwingung wegen ihrer Struktur besitzen, ergänzt mit Reinigungs- und Anti-Blockier-Substanzen, wird über die Kinesiologie die notwendige Zusammenstellung herausgearbeitet (Material für den Frequenzbereich). Hiernach wird die notwendige Menge der einzelnen Komponenten festgelegt, um eine gezielte, individuelle Zusammenstellung, die ähnlich wie eine Gegenschwingung wirkt, aufbauen zu können (Materialmenge für die Frequenzintensität).

Die Funktionsweise kann man sich folgendermaßen vorstellen: So wie in einem geschliffenen Bleikristall die Sonnenstrahlung zum Regenbogen zerbrochen wird, so hat jede kristalline Struktur die physikalische Eigenschaft einen kleinen, ganz bestimmten Frequenzbereich physikalisch zu zerbrechen. Zuletzt wird getestet, an welchem Standort am **Schlaf-** oder **Arbeitsplatz** die Strahlungsneutralisation postiert werden muss, um die optimale Wirkung zu erzielen (Resonanzwinkel).

Nach dieser Methode wurde auch die optimale Neutralisation für **Computer-**, **Laptop-** und **Handystrahlung** ausgearbeitet.

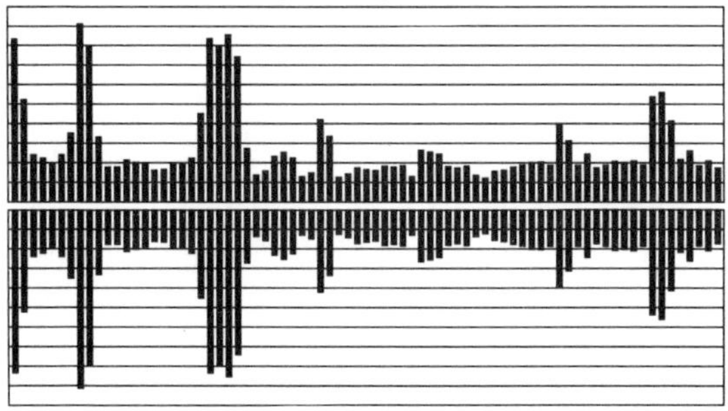

Schematische Illustration einer gezielt angepassten Gegenschwingung zu störenden Frequenzen. Alle natürlichen positiven Schwingungen sollen unverändert erhalten bleiben, gegebenenfalls auch verstärkt werden.

Diese Entstörungen sind dringend zu empfehlen, da die krankmachende Strahlung von Handy und Computer mittlerweile bekannt ist.
Häufig wird behauptet, man habe den Computer mit einem Rosenquarz neutralisiert. Hierzu nur in Kurzform: Ein Rosenquarz besitzt nur eine bestimmte Kristallstruktur und bearbeitet somit nur eine Teilfrequenz. Der Computer besitzt hingegen ein magnetisches Feld, ein elektrisches Feld, radioaktive Strahlung und aufgelagerte Wellen u.v.a. - also ein sehr breites Frequenzspektrum. Jedem muss klar sein, dass die eine Kristallstruktur eines Rosenquarzes die Entstörung dieses breiten Spektrums an Reizstrahlung nicht alleine brechen kann. Oder können Sie mit dem einem Ton des Triangels Musik machen, eventuell auch ein ganzes Orchester ersetzen? Die Neutralisation bedingt eine Mischung von bis zu 20 frequenzbearbeitenden Substanzen in der richtigen Dosierung. Allen Mischungen müssen dabei unbedingt weitere Zutaten hinzugegeben werden, um eine mögliche Aufladung durch Strahlung zu vermeiden, so dass diese lang anhaltend wirksam bleiben.
Auch für Reizfelder denen man in **Eisenbahn** (16²/₃ Hz) und **Flugzeugen** ausgeliefert ist, wurde so eine Neutralisation ausgearbeitet, um den Körperzellen die Belastung zu ersparen, wenn man diesen Strahlungsfeldern häufig ausgesetzt ist. Am **Auto** sollte eine

Statikableitung als Erdung montiert und gegen die restliche Strahlung eine Entstörungsmischung nach dem eben genannten Verfahren individuell dem Fahrzeug angepasst werden.
Von Entstörungsselbstversuchen mit Edelsteinen sollte abgeraten werden, weil manche Edelsteine auch negativ auf die Zellen wirken können, wie zum Beispiel falsch ausgewählte Medizin. Solch falsch ausgewählte Edelsteine am Körper getragen oder in Bettnähe, womöglich noch unterm Kopfkissen, haben schon häufig zu Überreaktionen des Nervensystems geführt. Seien sie nicht leichtgläubig, es geht um Ihre Gesundheit.
Die richtigen Strahlungsentstörungen zu bestimmen und die Platzierung am Schlaf- oder Arbeitsplatz korrekt vorzunehmen, verlangen ein hohes Maß an Wissen, Können und Verantwortungsbewusstsein. Es wird sozusagen das Hologramm des Raumes individuell optimiert.
Diese individuelle Zusammenstellung und Platzierung von Entstörschwingungen ist das Erfolgsrezept von Herrn Schäfer. Hiermit wurde schon tausenden Menschen und Tieren geholfen, die unter Störstrahlung und deren Folgen litten und nicht ausweichen oder umziehen konnten. Einerseits fühlen diese Menschen die Veränderung in der angenehmen und ungestörten Regenerationsphase, andererseits ist diese Art der Neutralisation in der Arztpraxis nachweisbar. Egal ob im Blutbild, mit dem Bioresonanzgerät, der Elektroakupunktur, der Kinesiologie, dem Biotensor oder andern bioenergetischen Testverfahren ist diese Art von Entstörung nachzuvollziehen, vorausgesetzt die Mischung ist richtig dosiert und richtig postiert - also auch dahingehend individuell angepasst.
Auch wenn die Strahlung in der Luft noch technisch messbar ist, so ist sie im Körper medizintechnisch gemessen nicht mehr nachweisbar, da die Zellen mit dieser Entstörung nicht mehr in Resonanz mit der Störstrahlung gehen. Die Erfolge bei Ärzten oder Heilpraktikern und auch bei den betroffenen Patienten bringen Herrn Schäfer die Bestätigung seiner Vorgehensweise. Er vermittelt diese Methode auch an andere Rutengänger und Baubiologen, um die Schlaf- und Arbeitsplatzsanierung zu verbessern, da sie bislang (soweit mir bekannt) einzigartig ist.
Die Erstellung einer Strahlungsneutralisation für einen Medizingerätehersteller gegen die durchschnittliche technische und geopathi-

sche Belastung in Arztpraxen (BIOSAFE, eine der Geo-Safe-E® Produkte) ergab weltweit in über 30 Ländern bei über 2000 Therapeuten eine gewaltige Erfolgsresonanz, so dass Herr Schäfer nun national und international zu Medizinerkongressen zu Vorträgen über seine individuell dem Schlaf- und Arbeitsplatz frequenz- und intensitätsangepasste Strahlungsneutralisation eingeladen wird.
Nach dieser Methode ist es ebenso möglich das Feng Shui bekannte Chi in beliebiger Weise an einem Ort zu steigern - auf Wunsch bis hin zum eigenen Kraftort in der Wohnung oder im Garten.
Auch wenn dieses Geo-Safe-E® System einigen Messtechnikern nicht einleuchtend sein mag, so müssen Sie doch der Aussage: "wer heilt, hat Recht" mit vorlauter Kritik innehalten und wir warten darauf, dass sie feinere Messgeräte entwickeln. Nachstehend ein Zitat über Prof. Popps Arbeiten, der diesen Weg beschreitet:
Zitat aus: Applied Kinesiology von Robert Forst VAK-Verlag 1998
"Prof. Dr. Popp gilt als Autorität auf dem Gebiet der physikalisch nicht messbaren Energien. Auch entwickelte er verfeinerte Messgräte für diese Art von Energien. Er ist der Ansicht, dass es keine messbaren elektromagnetischen Felder um solche Substanzen wie Homöopathika, Essenzen, Edelsteine usw. gäbe, die einen Effekt auf den Körper haben könnten. Er glaubt, dass der Effekt möglicherweise durch eine Art von "Echo"-Phänomen hervorgerufen werde. Dabei wirke das elektromagnetische Feld des menschlichen Körpers ähnlich wie die Ultraschallsignale, die von Fledermäusen ausgesendet werden, um ihren Flug gemäß den reflektierten Schwingungen zu manövrieren. Die verschiedenen elektromagnetischen Felder gingen möglicherweise durch das mit dem Körper in Hautkontakt stehende Heilmittel hindurch und kehren verändert in den Körper zurück. Dieses zurückkehrende elektromagnetische Feld könnte die für das Heilmittel spezifischen Informationen enthalten. Sie könnten Veränderungen in der Grundsubstanz hervorrufen, die durch den Körper weiterschwingen und damit die Veränderungen verursachen, die durch den Muskeltest erkennbar werden."

Dass diese Methode wirkt, ist bewiesen, nur wie sie wirken, versucht man noch zu klären, wie so Vieles auf dieser Welt.

BUNDESREPUBLIK DEUTSCHLAND

URKUNDE

über die Eintragung der Marke

Nr. 302 33 623

Akz.: 302 33 623.0/19

GEO SAFE E

Markeninhaber:
Dieter Schäfer, Aachen

Tag der Anmeldung: 12.07.2002 **Tag der Eintragung:** 10.02.2003

Der Präsident des Deutschen Patent- und Markenamts

Dr. Schade

DEUTSCHES PATENT- UND MARKENAMT

EINE ERFOLGSENTSTÖRUNG GEHT UM DIE WELT

Durch Auslandsaufträge, Fernanalysen, ausländische Klienten, die nach Aachen reisten, und den Vertrieb durch die medizintechnische Firma sowie ca. 200 Baubiologen, die nach diesem System arbeiten, stehen heute die Geo-Safe-E® und Bio-Safe-Entstörungen in über 40 Ländern der Welt (Stand 5/2004).

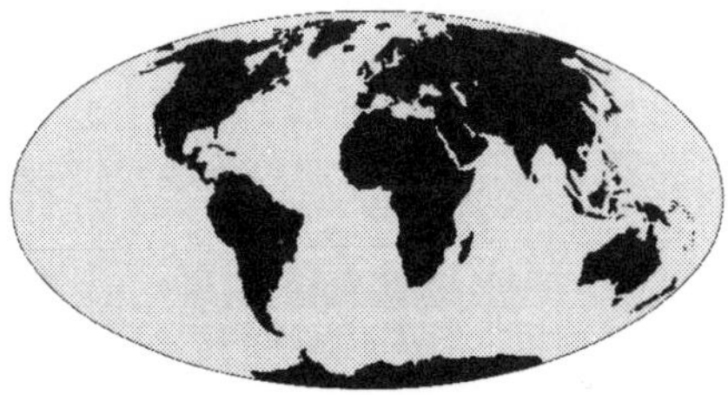

In den Ländern, die mit • versehen sind, arbeiten Ärzte, Heilpraktiker und Therapeuten mit den Entstörungen von Herrn Schäfer.

Ägypten •
Australien •
Brasilien
China •
Dänemark
Deutschland •
Dubai (V.A.E.) •
England •
Frankreich
Finnland
Griechenland •
Hawaii
Indien
Indonesien
Israel •
Italien •
Japan •
Kanada •
Kolumbien
Korea •
Kreta •
Kroatien •
Libanon •
Mexico
Neuseeland •
Niederlande •
Österreich •
Polen •
Rumänien •
Russland
Schweden
Schweiz •
Serbien •
Slowenien •
Sri Lanka
Südafrika
Syrien
Taiwan •
Teneriffa
USA •
Venezuela •

FERNENTSTÖRUNGEN

Häufig kommt es vor, dass Entstörungsbitten aus fernen Ländern eintreffen oder aus weit entfernten Städten in Deutschland, die nicht schnell genug erledigt werden können, um die Therapie des Arztes zu begleiten. Was vor langen Jahren als Versuch begann, ist heute zum Regelfall geworden, da sich auch so großer Erfolg einstellte: Die Fernabfrage mittels Körperinformation.

Da alle Schwingungen im Körper gespeichert sind, also auch im Blut und in den Haaren, senden die Betroffenen per Post eine Schlafplatzzeichnung und einige Haare zur Haaranalyse ein. Über diese Analyse wird dann die richtige Entstörung individuell ausgearbeitet. Erstaunlich, welche Erfolge diese Vorgehensweise brachte.

Da an der Zusammensetzung der Bestandteile der Entstörung auch die Störstrahlung ungefähr definiert werden kann, ergab sich folgende Situation: Ein Plan und ein paar Haare von einer Farmersfrau aus Australien trafen ein, und das Analyseergebnis war, dass dort hoher Elektrosmog vorhanden sein müsse. Der Begleitbrief des Herrn Schäfer wies mit Verwunderung darauf hin, und die Rückantwort kam prompt: Wir haben eine Stierfarm und unser ganzes Haus ist von einer starken Stromleitung umgeben.

Diese Schwingung wurde auch in den Haaren festgestellt.

So wie nach Australien wurde bereits in vielen Ländern erfolgreich gearbeitet, mit dem Ergebnis, dass bei gelungener Hilfe sich deren Freunde auch meist melden.

Voraussetzung bei Fernanalysen sollte sein, dass alle technischen Geräte vom Bett entfernt werden.

KINESIOLOGIE

Kinesiologie ist eine Möglichkeit, alle vorher erwähnten Fakten zu testen und zu kontrollieren: die Störung, die Freilegung und die Neutralisationszusammenstellung.
Viele ganzheitlich praktizierende Ärzte und Heilpraktiker bedienen sich heute dieser Methode, die vor 20 Jahren bekannt wurde, auch um Krankheitsbilder oder Heilhilfen zu erkunden. Das Wort Kinesiologie setzt sich zusammen aus kinetisch = bewegungsmäßig und logos = gesetzmäßig (Wort) und beschreibt die Energieregulierung innerhalb unseres Körpers unter Einfluss von Dingen oder Aussagen, auf die wir entweder positiv (stärkend) oder negativ (schwächend) reagieren.
Bereits die Mayas haben mittels dieser einfachen Methode trinkbares von nicht trinkbarem Wasser unterschieden.
Die Reaktion auf bestimmte Objekte können wir anhand jedes Muskels testen, meist nimmt man jedoch hierzu den Armmuskel in ausgestreckter Haltung. Mit der Kinesiologie besteht die Möglichkeit, den Körper in seinen Bewegungen zu beobachten. Das Gehirn sendet Informationen an unseren Muskel, auf welche er mit Bewegungen reagiert. Informationen über Muskelbewegungen werden dem Gehirn rückgemeldet. Es besteht ein ständiger gegenseitiger Informationsaustausch zwischen Gehirn und Muskel.

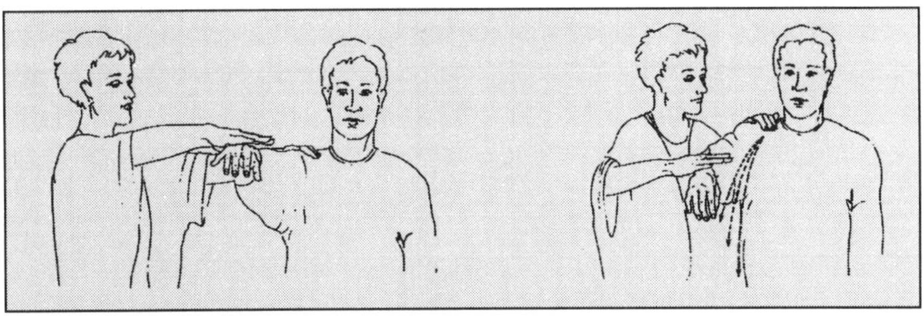

Buchempfehlung: Fr. Dr. Christa Keding-Pütz, "Gesund durch analytische Kinesiologie"

Empfängt nun unser Unbewusstes (Lebenserhaltungstrieb) eine Information, die für unseren Körper negativ ist, so sendet es direkt einen Impuls an unsere linke Gehirnhälfte, um uns davor zu warnen. Dies geschieht mittels Stromimpulsen, die kurzfristig einen Mini-Stress im Gehirn erzeugen und somit den Armmuskel schwächen. Unser ganzes Körpersystem arbeitet wie erwähnt mittels feinster elektrischer Impulse (70 mV). Wird im Gehirn wegen Mini-Stress Energie verbraucht, so erhält im gleichen Moment der Armmuskel nicht alle Energie, um diesen zu stärken. Der Befehl: Arm stark! ist auch nur ein elektrischer Impuls vom Gehirn über die Nerven an die Muskeln.

Im Klartext: Halten wir etwas in der Hand oder die Hand über ein Produkt oder den Schlafplatz, so können wir der schwachen oder starken Reaktion der Armmuskulatur entnehmen, ob es sich hierbei um eine stärkende oder schwächende Energie handelt – auf unseren eigenen Körper bezogen.
Wer sich der Kinesiologie bedient, kann somit direkt mit dem Unbewussten kommunizieren und wieder eine Verbindung mit der unsichtbaren Realität herstellen, jedoch muss man dazu unbedingt die Gesetzmäßigkeit der Kinesiologie kennen und einhalten.
Einfaches *Spielen* mit dem Armdrücken wird meist misslingen.
In vielen Seminaren kann man sich heute bereits in der ganzen Welt bei Ärzten, Heilpraktikern oder Kinesiologen kinesiologisch schulen lassen (auch bei Herrn Schäfer).
Es ist wichtig, das energetische Wechselspiel innerhalb des Körpers zu verstehen.

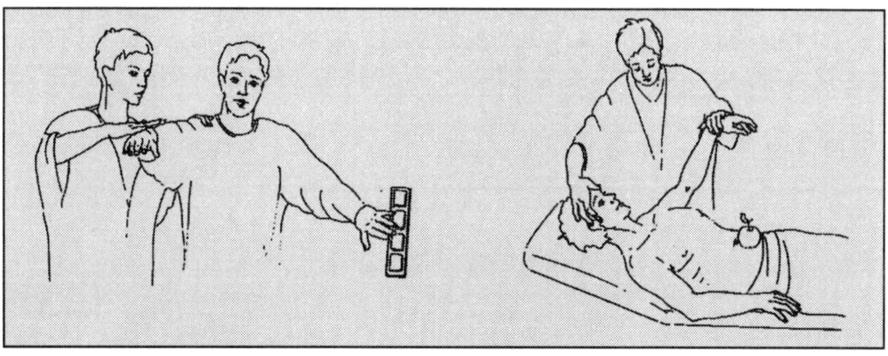

Die Zusammenarbeit von Meridianen, bekannt aus der chinesischen Akupunktur oder den Chakren, bekannt als Energiezentren aus der indischen Ayurveda-Heilkunde, sowie mit unseren Drüsensystemen und Muskelsystemen muss hierbei beachtet werden.
Ist z. B. die Thymusdrüse nicht voll aktiviert, die Elektrolyse (Wasserhaushalt) zur Zeit nicht ausgewogen oder der Energiehaushalt nicht in Ordnung, so kann es bei der Kinesiologie zu falschen Ergebnissen kommen.
Bei Schulungen muss nicht nur dies alles erlernt werden, sondern man muss auch den Ausgleich aller Fehlfunktionen beherrschen, um bei Unstimmigkeiten dieser Systeme einen sofortigen Ausgleich bewirken zu können. Korrekterweise beginnt man erst nach der Vortestung dieser Faktoren mit der kinesiologischen Testung, die dann jedoch unzählige Möglichkeiten bietet. Unbedingt wichtig ist es auch hierbei immer, ohne eigene Erwartungshaltung den Test zu vollziehen, da man sonst Gefahr laufen könnte, falsche Testergebnisse zu erhalten.
Bei den Therapeuten wird die Kinesiologie heutzutage vielseitig eingesetzt: Touch for health ist ein weltweit verbreitetes System, um über die Kinesiologie direkte Korrektureingriffe und somit Heilmöglichkeiten am Körper auszuüben.

In der Baubiologie beschränkt man sich jedoch auf das Erarbeiten von Störungen, Freilegung und Neutralisation am Schlaf- oder Arbeitsplatz. Für Herrn Schäfer ist diese Methode am Schlafplatz eine ziemlich sichere Eigenkontrolle, um bei der späteren ärztlichen Überprüfung seiner Arbeit am Patienten in der Praxis ein optimales Ergebnis zu erzielen.
Der Eigenbeweis eines Rutengängers, der seine Entstörung mit Rute oder Pendel kontrolliert, bedarf sehr viel Vertrauens. Die Kinesiologie demonstriert jedoch die sofortige Kraftveränderung am Bett- oder Arbeitsplatz.

Vor leichtfertigem und gewissenlosem Arbeiten mit jeglichen Energiefeldern sei an dieser Stelle noch einmal gewarnt. Wir tragen eine hohe Verantwortung gegenüber unseren Mitmenschen, die sich uns anvertrauen.

FRÜHER UND HEUTE

Wieso gibt es so viele moderne Krankheiten?

FRÜHER waren die Menschen vermutlich noch sensibler und mieden intuitiv negative Bodenstrahlung. Man behalf sich prinzipiell mit Rutengängern oder Radiästhesisten, verließ sich auf die Reaktion der Haustiere oder stampfte 30cm Lehm als Fußboden fest.
Die kristalline Struktur des Lehms (siliziumhaltig) hat die Eigenschaft, ab einer bestimmten Dicke, mindestens 30cm, die ionisierende Strahlung der Wasserader zu neutralisieren - allerdings nur diese Strahlung. Dann können sich sogar Brunnen im Haus befinden.
Außerdem lebten die Menschen früher noch mit der Natur: Sie tranken ihr Brunnenwasser, das heißt, sie nahmen damit, homöopathisch gesehen, die Gegenschwingung aller vorhandenen Strahlungen auf. Sie nutzten die Blüten des Holunders, der immer in der Wasserstrahlung wächst, um daraus Pfannkuchen zu machen (altes Rezept) und pressten die Beeren des Holunders zu Saft. Sie lebten also regelrecht mit ihrer eigenen Wasserader und den Produkten ihrer Schwingung.
Die restliche energetische Spannung, die sie von der Wasserader in sich aufnahmen, entluden sie schnell wieder, da sie sich genügend erdeten - nicht nur bei der täglichen Arbeit auf dem Feld, sondern hauptsächlich durch ihre Bodenverbundenheit. Sie kannten noch keine Plastiksohlen und Kunststoffböden zwischen sich und der Erde.

HEUTE ist Erdung kaum noch möglich. Der moderne Mensch wacht morgens auf, geht meist auf einem statisch geladenen Plastik-Fußboden mit Plastik-Schuhsohlen, trinkt (wenn überhaupt) Wasser, welches mit Chlor, Herbiziden und Pestiziden angereichert ist, bevor es in einer Kupferleitung mit Kupferionen versetzt und durch die Metalle energetisch vergewaltigt und so die Clusterstruktur verändert wurde. Er frühstückt Produkte mit Haltbarkeitsmitteln. Dann steigt er in ein

nicht geerdetes Auto mit elektrischen und magnetischen Einflüssen, um sich an seinem Arbeitsplatz wieder auf einen statisch geladenen Plastikboden zu setzen. Dort ist er ganztägig von elektrischen, magnetischen und statischen Feldern umgeben und setzt sich radioaktiver und anderer Strahlung aus dem Computer aus.
Umgeben von verschiedenen Elektroinstallationen und gepulster Funkstrahlung in der Luft, geht es den gleichen *geladenen* Weg wieder heim. Dort erwartet ihn ein TV, ein Essen aus der Mikrowelle, meist angereichert mit genügend Haltbarkeitsmitteln.
Später begibt er sich dann in sein Bett, das unter Umständen auf einem Plastikboden steht, mit digitalem Funktelefon und Elektrouhr in Kopfnähe.
Nun entspannt(?) er in der nächtlichen Regenerationsphase jede seiner Zellen, sein elektrisches Nervensystem sowie sein eisenhaltiges Blut und das im Körper enthaltene Wasser (Clusterstruktur!) auf einer magnetfeldverzerrenden Federkernmatratze, die unter Spannung steht und allen Funk empfängt. Eventuell noch auf geopathischer Störung, Wasseradern, geologischen Brüchen, Gitterkreuzungen, Curry-Linien...
Wen wundert da noch etwas? (Fühlen Sie sich angesprochen?)
Das ist FORTSCHRITT, und wenn die Zellschädigung dann FORTGESCHRITTEN ist, findet sich der Mensch häufig beim Arzt wieder. Hoffentlich bei einem Arzt oder Heilpraktiker, der die Schwingungsmedizin einsetzt, und somit den Ursprung seiner Krankheit feststellen kann und ihn auf eine Schlafplatzuntersuchung hinweist.
In solchen Fällen kann Herr Schäfer häufig große Hoffnung auf schnelle Besserung geben, wenn man bereit ist, die bestehenden Umstände zu ändern und alte Weisheiten neu zu erkennen. Eine Schlafplatzuntersuchung kann meistens helfen. Ratsam wäre eine Untersuchung jedoch, bevor man krank wird.
Nebenbei bemerkt: Viele Therapeuten arbeiten heutzutage angeblich GANZHEITLICH. Jedoch: Wie kann eine Therapie GANZHEITLICH sein, wenn meist noch immer alle Strahlung ignoriert wird, die jede Nacht auf den Patienten störend einwirkt?
Alle erwähnten Strahlungen arbeiten in der Regenerationsphase gegen jede Schwingungstherapie und Homöopathie und machen diese häufig sogar ganz wirkungslos oder bringen Rückschläge. Bei der Ur-

sachenbeseitigung Schlaf- und Arbeitsplatzstörung angefangen, wirken die meisten Therapien daher schneller und dauerhafter. Wir hoffen, dass diese Tatsachen nach diesem Bericht logisch verständlich geworden sind, denn Homöopathie ist auch nur Schwingung, und zwar eine sanfte Schwingung, die meist sanfter als Geopathie und Elektrosmog ist !!!
Wenn Sie einmal bedenken, wie teuer Ihre Wohnungseinrichtung war, wie viel Geld Sie für Luxus, Nahrungsmittelergänzung oder Zusatztherapien ausgeben, ist eine einmalige Untersuchung und Sanierung preiswert (preiswert = den Preis wert).

Ach ja - und dann ist da noch der Partner, der sagt: Das ist doch alles Quatsch!
Nun, wenn dieses Buch bis hierhin noch nicht genügend logische biophysikalische Beweise beinhaltet, dann bringen folgende Seiten noch einige natürliche Beweise.
Ansonsten bliebe nur noch eine Frage: Ist die Erde noch immer eine Scheibe?

NUR SIE ALLEINE DÜRFEN UND MÜSSEN ÜBER IHRE GESUNDHEIT SELBST BESTIMMEN.

IN DER NATUR

In einem Kubikmeter Mutterboden befinden sich ca. 20.000 Samen. Die Natur aller Dinge entscheidet, welche Samen zum Wachstum starten.
Dies ist nicht nur vom Mineralgehalt und der Feuchtigkeit des Bodens abhängig, sondern auch von der richtigen Strahlung.
Jedes Samenkorn entscheidet für sich, ob es die richtigen Lebensumstände zum Wachstum vorfindet, und legt dann los. Ein Samen hat die Eigenschaft eines Mini-Computers.
Da auch die pflanzliche Zelle ähnliche elektrobiologische Vorgänge wie die menschliche Zelle besitzt, ist die richtige Strahlung auch für sie sehr wichtig.
So gibt es bei Pflanzen Strahlungssucher und Strahlungsmeider und es ist mit geschultem Blick möglich, in der Natur die Strahlungssituation abzulesen.
Es gibt viele typische Kräuter zur Bodenbeschaffenheitserkennung, auf die hier nicht eingegangen wird. Einfacher ist es, anhand von Bäumen die Strahlungssituation zu erkennen.

Voraussetzung für einen gesunden natürlichen Baumwuchs ist, dass der Baum selbst entschieden hat zu wachsen, wo er gerade wächst.
Das Sprichwort: "Bei Gewitter Buchen suchen, Eichen weichen", kommt nicht von ungefähr: Die Eiche mit ihrer Pfahlwurzel liebt wasserführende Bodenstrukturen und leitet den Blitz hierdurch ab. Da Eichen die erdmagnetische Kraft lieben, gedeihen sie mit Vorliebe auf Wasseradern oder in Wasserwinkelstrahlung. Das verleiht der Eiche Kraft. Von jeher ist sie auch bekannt als der *Kraftbaum*.
Da sie diese erdmagnetische Kraft (10mV Wasserader) in sich trägt und somit über eine starke Ladung verfügt, wird sie besonders schnell vom Blitz getroffen. Neueste Filmaufnahmen der Blitzforschung zeigen, dass Blitze nicht einfach so einschlagen.

Bei Gewitter kippt die Ionenladung der Luft um (die unteren und obe-ren Luftmassen tauschen die +/- Ladung), der Blitz entsteht in den Wolken, legt präzise 2/3 seines Weges zum Boden zurück, und wird dann von der stärksten Ladung am Boden abgeholt. Dies ist deutlich in den Zeitlupenaufnahmen zu erkennen. Es bedarf also eines aufgeladenen Objektes am Boden zum Einschlagen des Blitzes.

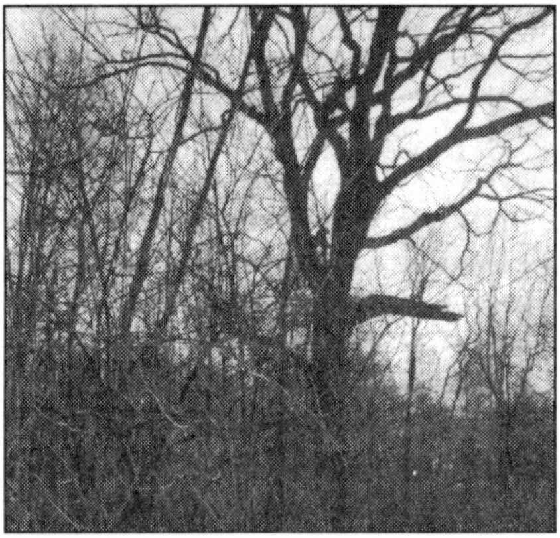

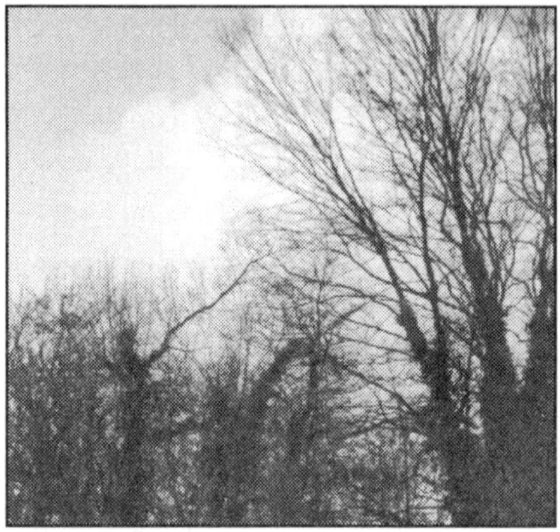

Blitzeichen

Hierzu hat die Krafteiche die richtige Ladungsvoraussetzung, da sie von dem Magnetismus der Wasserader aufgeladen wird. Genauso wie Kirchen, deren Ladungssituation später noch erklärt wird.
Schauen Sie doch mal bei einem Spaziergang durch Eichengebiete in die Baumspitzen. Sie müssen zur blattlosen Zeit im Herbst nicht lange suchen, um einen Blitzbaum zu entdecken.
Im Gegensatz zur Eiche pflanzt sich die Buche nicht von alleine auf Erdmagnetismus!
In der Regel steht man also sicher unter Buchen, sofern sie nicht von Menschen angepflanzt wurden.
Von alten Schriften her ist bekannt, dass der germanische *Magier* unter Eichen auf Lehm schlafen musste, um die Kraft zu übernehmen. Die 30cm Lehm dienten wegen der neutralisierenden Eigenschaft des Siliziums, das im Lehm enthalten ist, zur Abschirmung der negativen Anteile der Strahlung. Somit konnte der *Magier* die positiven Kraftanteile im Schlaf aufnehmen.

Das haben in früheren Zeiten alle Bauherren beachtet: Der Keller bzw. Fußboden wurde mit ca. 30cm gestampftem Lehm ausgestattet, unabhängig von der sonstigen Beschaffenheit des Bodens, selbst wenn er bereits fest war. Dieses alte Wissen ist, wie fast alles gute alte Wissen, heutzutage verdrängt worden.

Ein weiterer typischer Wasserstrahlungssucher ist der Holunder.
Er gedeiht prächtig auf Wasserstrahlung (auch 45°-Strahlung), und es ist dem kultivierten Gartenfan fast unmöglich, diesen auszurotten, wenn er sich einmal entschlossen hat, dort zu wachsen, wo er wächst. Er pflanzt sich von alleine dahin, wo seine verwehten Samen entschieden haben, dass die richtige Strahlung vorhanden ist.
Auch das Efeu zählt zu den Strahlungssuchern. Efeu ist ein Wuchergewächs und doch ist es manchmal wundersam, wieso Efeu über eine ganze Baumreihe hinwegzieht, dann drei oder vier Bäume auslässt, und danach wieder an einigen Bäumen zu sehen ist. Es wuchert auch in vielen, vielen Jahren die restlichen Bäume NICHT zu: Strahlung ist die Antwort! Efeu weist auch noch eine zusätzliche Besonderheit auf: Es ist ein bipolares Gewächs.
Das heißt, es hat wechselweise tagsüber und nachts einen Rechts- oder Links-Spin und somit die Eigenschaft, einen Baum, dessen Stamm es umschlingt, gegen schädliche Bodenstrahlung zu neutralisieren. Es ist also kein Schmarotzer, sondern ein Helfer. Denn Bäume auf Störstrahlungen, an denen sich Efeu befindet, weisen keine Verkrebsung oder Verzwieselung auf. Allerdings kann Efeu kein Haus entstören, es ist eher ein Anzeiger dafür, dass in diesem Haus eine starke Strahlung herrscht. Nebenbei bemerkt: auch Buchsbaum kann nicht vor allen Strahlungen schützen.

Der Verräter der stärksten Strahlung ist jedoch die Mistel. Sie kann auch nur dort wachsen, wo eine sehr intensive Strahlung herrscht, also, wo ein intensiver Links-Spin von der Erde erzeugt wird.
Auch hierzu wieder eine logische Verbindung: Die alternative Schwingungsmedizin und die Homöopathie heilen nach der Gesetzmäßigkeit "Ähnliches heilt Ähnliches" und setzen bei Krebs Mistelprodukte ein, genauso auch in der Schulmedizin.

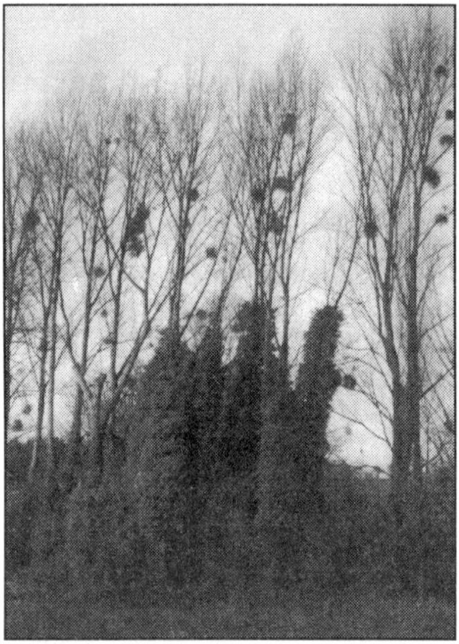

Efeu und Misteln

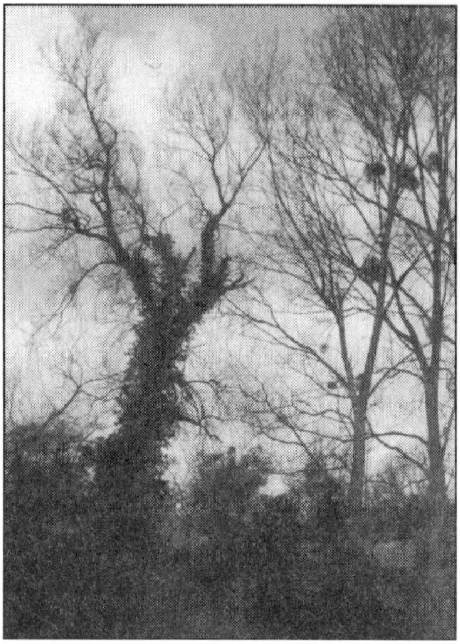

Blitzbaum, Efeu und Misteln

Ähnlich der Krebsschwingung - also muss die Mistel dort gedeihen, wo die Krebsschwingung vorhanden ist: auf Störzonen der heftigsten Art. Auch Dornengewächse sind Strahlungssucher: Brombeeren, Himbeeren und andere Dornenbüsche.

Jetzt verstehen wir auch, wieso ein Gartenbesitzer gesunde dicke Himbeeren hat und der Nachbar, nur einige Meter weiter, niemals eine gute Ernte erzielt und mit Schädlingen zu kämpfen hat.

Die einen sind falsch gepflanzt, und es fehlt ihnen die für sie richtige Strahlung, das heißt Lebensenergie, um gute Früchte zu bilden und ein Immunsystem aufzubauen, das Parasiten abhalten kann. Die anderen sprühen vor Lebensenergie, da sie auf Wasserstrahlung stehen, die die Himbeere nutzen kann im Gegensatz zum Menschen, der darauf krank wird.

Daher scheint es doch auch ratsam, die Plätze für die Nutzbepflanzung des Gartens (Obstbäume etc.) mit der Rute zu bestimmen.

Aus eigener Erfahrung in unserem Garten kann ich bestätigen, dass ein Apfelbaum anders als alle anderen vieltragenden Bäume nur zwei Äpfel hervorbrachte, und die Äste einen Drehwuchs aufwiesen. Der Grund: Ein geologischer Bruch.

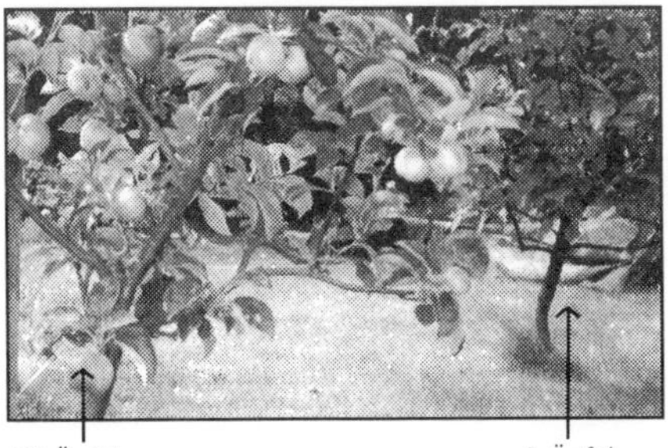

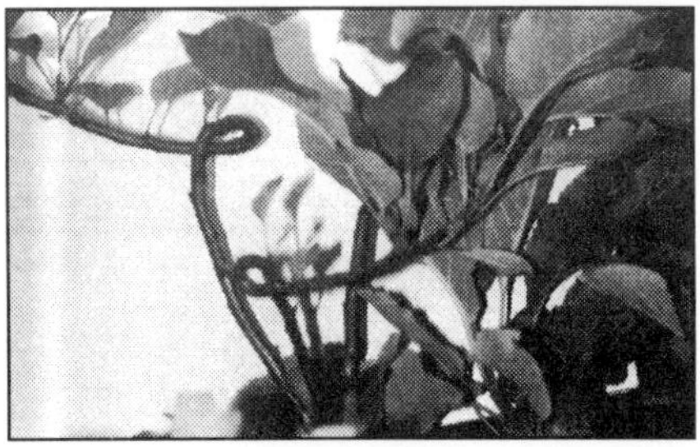

Mit Freuden stellten wir jedoch fest, dass eine Neutralisation auch bei unserem Apfelbaum zur Folge hatte, dass er nun 1 Jahr später wieder voller Äpfel war. Apfelbäume sind Strahlungsmeider, wie auch die meisten anderen Obstbäume.
Jedoch sterben Bäume nicht einfach durch Störstrahlung, sondern wie auch beim Menschen, bringen sie vielerlei Krankheiten hervor und präsentieren sich mit Krebs oder ähnlicher Missbildung, da die Zellen auf Strahlung kaum anders reagieren können.

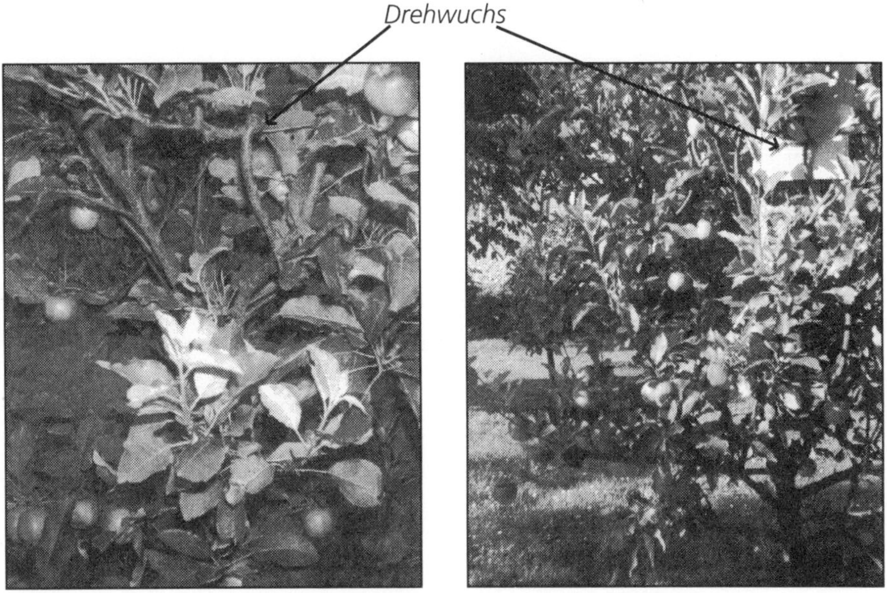

1 Jahr nach der Entstörung wieder voller Äpfel

Klar gibt es auch beim Menschen genetisch bedingten Krebs, da die Genschwingung grundbestimmend ist. Nebenbei bedenke man, dass jede Strahlung auch auf die Gene einwirkt, um sich dann über diese zu manifestieren. Jedoch sieht man in der Natur, dass einige Baumgebiete von Fehlwuchs befallen sind, egal um welche Baumart es sich dabei handelt.
Es ist wohl kaum möglich, dass alle Bäume mit Genschäden von der Natur in eine Gemeinschaftsecke verbannt werden, oder?
Die Gegend um Aachen ist voll geopathischer Störungen wegen der tausend Wasseradern und der geologischen Gebirgsbruchsituation, und somit sieht man in dieser Waldgegend etliche Beispiele von Zellstörungen in der Natur.

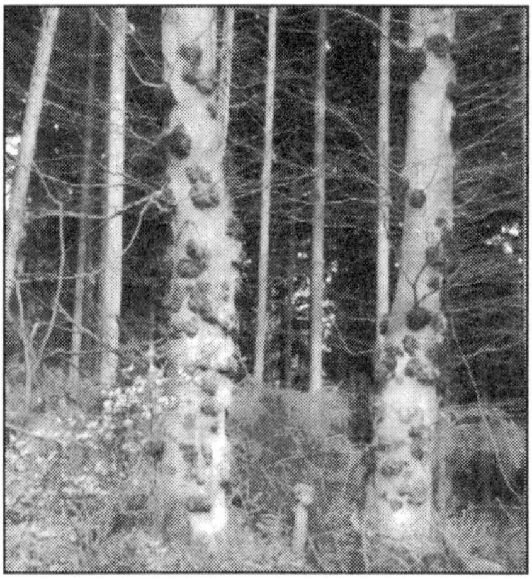

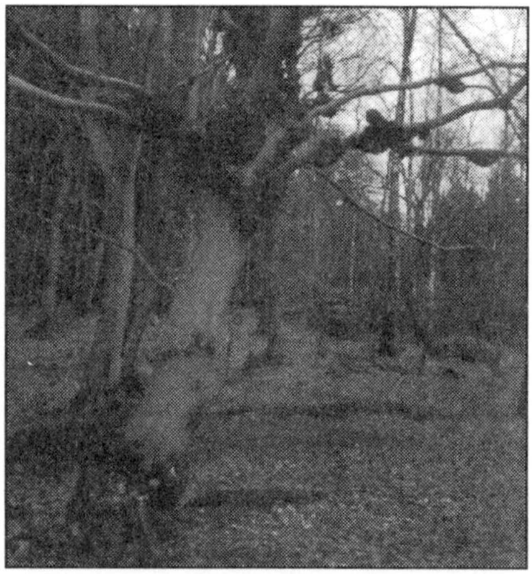

Baumkrebs

Da viele Spaziergänger nicht gelernt haben, die Natur zu lesen, denken sie sich meist nichts dabei, wenn sie Bäume mit Krebsgeschwüren oder seltsamen Wucherungen sehen.
Auch beachtet man nicht die Nottriebe, die 1000 kleinen Ästchen, die der Baum, auch wenn er schon ausgewachsen und stark ist, an den Wurzeln neu ansetzt.

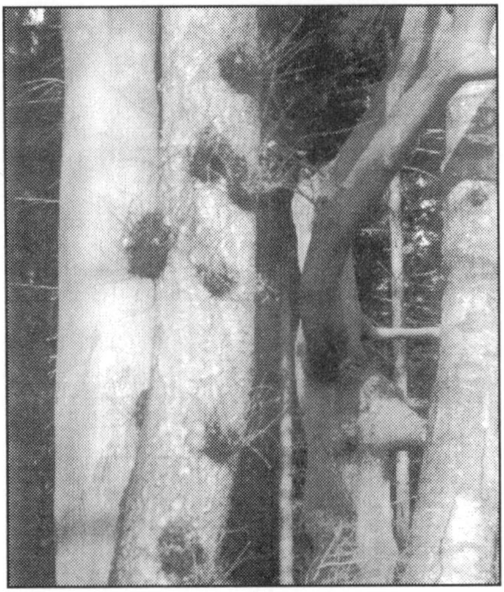

Baumkrebs

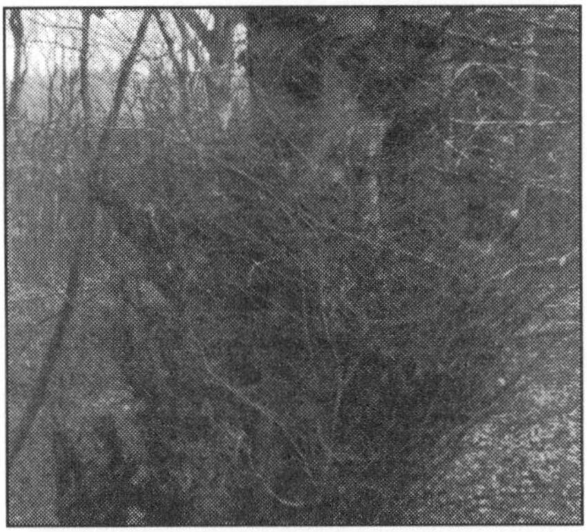

Nottriebe

Die Verzwieselung ist ein weiterer Hinweis auf Störstrahlung aus der Erde. Ausserdem drehen und/oder spalten sich Baumstämme, wachsen im Zick-Zack, und manchmal wachsen gespaltene Äste auch nach einem Meter wieder zusammen. (Siehe Hangeweiher am Wasser, nähe Bootshaus in Aachen.)

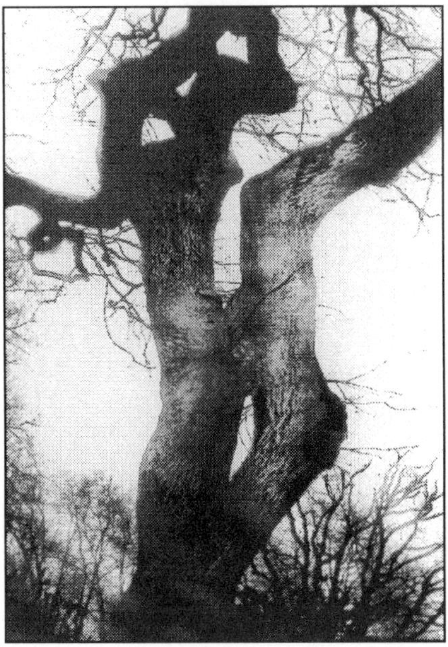

Spalt- und Verbindungswuchs

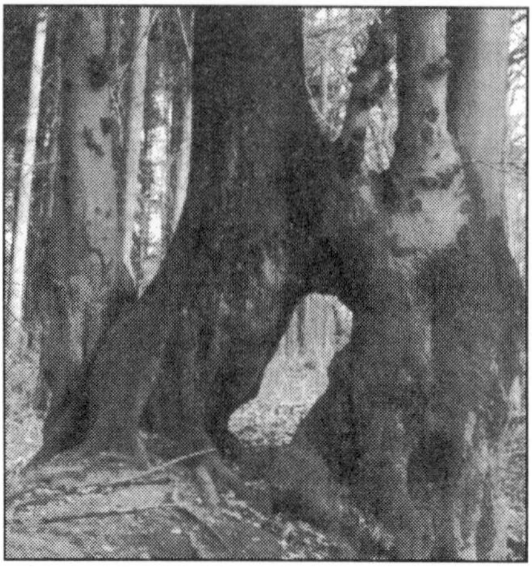

Wurzelwucherungen

Es ist wirklich sagenhaft was der Natur auf Strahlungsstellen einfällt, wie sie reagiert und Äste fliehen lässt, um zu überleben.
In Fachkreisen nennt man es *Elefantenfuß*, wenn der Baum in Bodenhöhe breite Krebswucherungen ausbildet, somit die Strahlung anscheinend neutralisiert und gesund in die Höhe wächst.

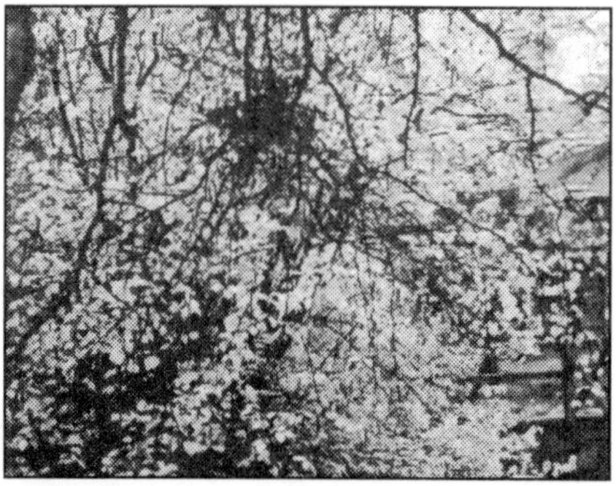

Hexenbesen

Auch der *Hexenbesen* ist eine Reaktion auf Radioaktivität. Er sieht fast aus wie ein Vogelnest im Baum, ist aber nur eine kleine Wucherung zwischen einigen Ästen. Er ist nicht nur im Schwarzwald wegen der erhöhten Radonstrahlung anzutreffen, sondern auch vereinzelt in Aachens Wäldern.

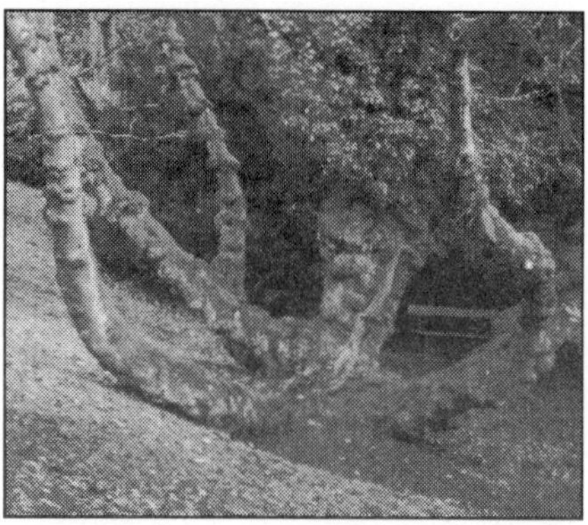

Fluchtwuchs mit Krebs

Der *Von-Halfern-Park* in Aachen ist ein gutes Beispiel für künstliche Anpflanzung ohne Beachtung der Bodenstrahlung.
Schon am Eingang rechts steht ein prächtiger Baum, der sich sein Überleben hart erarbeitet hat. Viele Äste sind direkt am Boden dem geologischen Bruch mit Radon und Wasser in allen Himmelsrichtungen entflohen

und sind von unten bis oben verkrebst. Nur der Mittelstamm ist mit Efeu *neutralisiert* und wächst fast aufrecht.

Haben Menschen ähnliche Verkrebsungen, so nehmen sie in solchen Fällen chemische Medizin und lassen sich operieren. Das hilft oft momentan, dann aber setzt der Krebs meist erneut wieder ein. Die Menschen fliehen aber meist nicht von ihrem Bettstandort. Haben Sie schon mal gehört, dass es Menschen mit Schlafproblemen im Urlaub viel besser geht als zu Hause, oder dass es mit der Schwangerschaft woanders plötzlich geklappt hat?...
In der jetzigen esoterischen Zeit finden viele Menschen wieder durch Besinnung und Meditation zu höherer Sensibilität zurück. Es gibt immer mehr Menschen, die Energie in ihren Händen fühlen. Häufig werden sie zu solchen Bäumen geführt und fühlen dann beim Berühren oder Umarmen ein intensives Kribbeln.
Vorsicht! Sie sollten wissen, dass Sie sich hierbei mit negativer Energie aufladen können! Suchen Sie daher nur gesunde, starke Bäume auf, um sich positiv aufzuladen.
Übrigens: Wissen Sie, wie die Natur am Ort aussah, bevor Ihr Haus dort gebaut wurde?
Dann wüssten Sie mehr über die Strahlung an Ihrem Schlafplatz....!

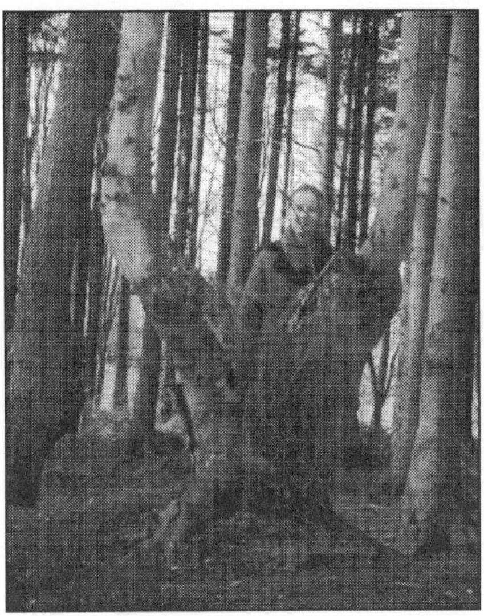

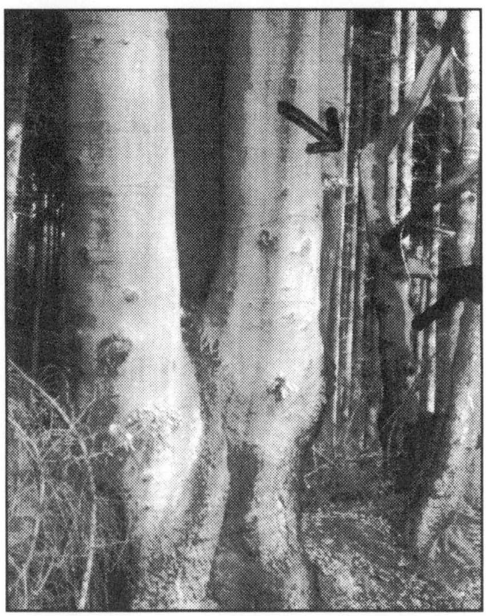

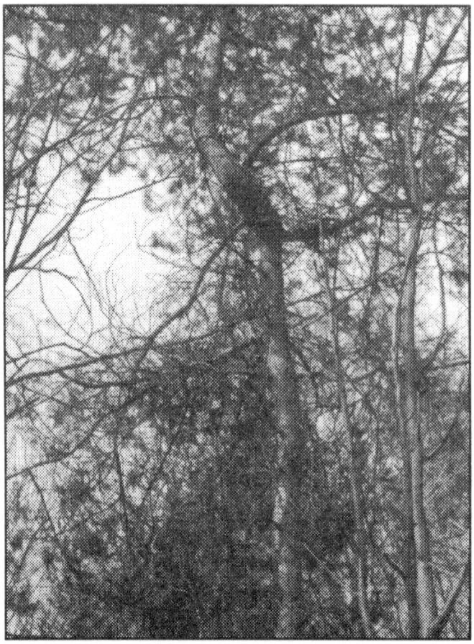

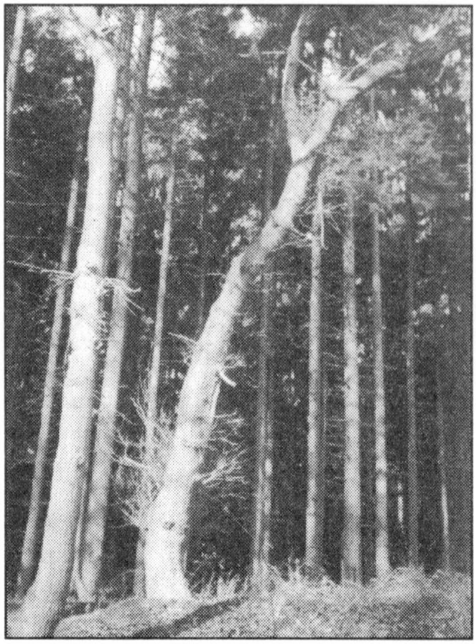

Flucht- und Drehwuchs

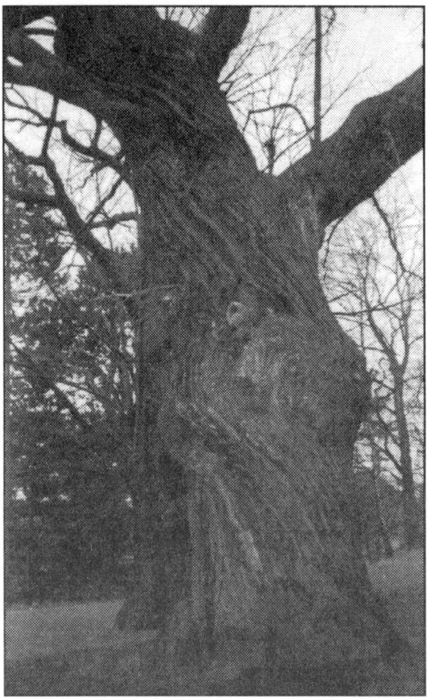

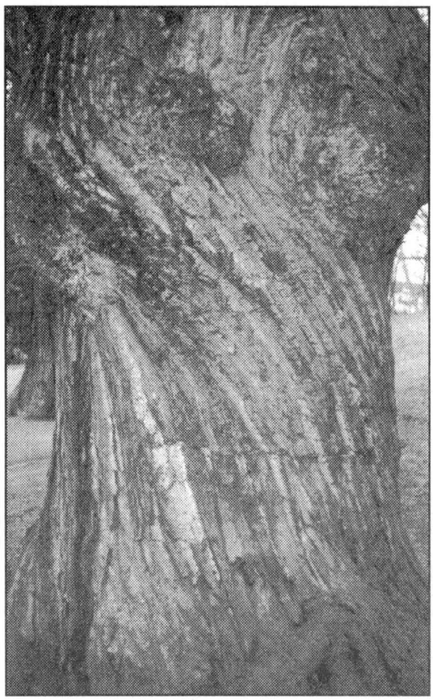

TIERE

Tiere haben einen besseren Instinkt als Menschen. Auch hier gibt es Sucher und Meider. So bauen Wespen ihre Nester bevorzugt auf Strahlungsfelder. Auch Bienen sollen reichere Erträge bringen, wenn ihre Körbe auf Geopathiefeldern stehen.
Ameisenstraßen führen gerne über Strahlungslinien. Nach der Entstörung einer Wasserader durch Herrn Schäfer haben auch diese ihren Straßenverlauf geändert. Ein alter Trick für den Schlafplatz ist, dort einen Ameisenhaufen anzulegen (falls man einen zur Verfügung hat), wo man bauen möchte, und am nächsten Tag nachzuschauen, ob sich dieser noch an gleicher Stelle befindet. Wenn ja, den Schlafplatz dort nicht postieren (Strahlungsquelle), wenn nein, so ist das die richtige Stelle für den Bettplatz.
Hunde hingegen meiden Strahlungsfelder meist. Schon in früheren Zeiten benutzte man sie als *Baubiologen*, genau wie auch die Nutztiere (Kühe, Schweine, Pferde), wenn kein Rutengänger zur Verfügung stand. Man pferchte sie nachts ein und schaute, wo sie schliefen. Dort errichtete man den Hof und/oder den Schlafplatz. Bei Hunden sollte man sich heutzutage jedoch nicht mehr darauf verlassen. Meist sind sie überzüchtet und haben einige normale Instinkte verloren. Beim Hund kommt noch hinzu, dass er durch die manchmal übertriebene Zuneigung zum Menschen nahezu alles macht, was den natürlichen Trieben eines Hundes widerspricht. Auch lassen sie sich auf ein Störfeld kommandieren. Einem Straßenköter könnte man diesbezüglich mehr vertrauen, den freien Platz zu finden.
Wie ergeht es unserem Zuchtvieh? Diese Tiere werden in kleinste Pferche gezwängt und haben keine Möglichkeit mehr, natürlich zu reagieren. Jedoch die Zellen innerhalb des Tieres reagieren nach wie vor natürlich auf Strahlung.
Bei Pferdezüchtern sind häufig die *Problemboxen* bekannt.
Egal welches Tier hier hineingestellt wird, es wird sich in eine Krankheit hinein manövrieren.

Hier in Aachen ist über einen Fall von Dauerkrankheit bei einem Pferd über drei Jahre lang zu berichten, was dem Besitzer über 1500 EURO Behandlungskosten verursachte, und das ohne Besserung, bis er sich entschloss, die Box baubiologisch untersuchen zu lassen, mit positivem Ergebnis. Es wurde ihm empfohlen, eine andere Box zu belegen.
Das Pferd wurde gesund und hat dem Besitzer eine Menge weiterer Behandlungskosten erspart.Solche Pferdeprobleme konnte Herr Schäfer schon mehrfach erfolgreich lösen - wenn nicht mit Freilegung, dann mit Entstörung.
Diese Erfolge überzeugen auch Tiertherapeuten. So wie beispielsweise Frau Susanne Benner aus Windeck-Au, die sich auf die Pferdeheilkunde spezialisiert hat, im Bedarfsfall aber auch Kühen hilft. (Adresse siehe Anhang).
Anfänglich skeptisch, war sie jedoch von den sichtlichen Heilerfolgen mit der Geo-Safe-E® schnell überzeugt. Als Tierbioresonanztherapeutin konnte sie schon lange die Strahlungsresonanz im Körper feststellen und löschen. Um die verursachende Erd-, E-Smog- und Funkstrahlung dauerhaft aus dem Körper zu halten waren jedoch immer wieder viele Therapien notwendig und die ihr bekannten Entstörmittel waren bislang immer erfolglos.
Dies änderte sich mit der individuell-frequenzangepassten Geo-Safe-E®. Sie konnte das System selbst erfolgreich erproben und ist wie viele andere Therapeuten froh ein Mittel gefunden zu haben, das ihren Patienten als Heilhilfe dient und sie vor Rückschlägen schützt.
Daraufhin absolvierte sie die Ausbildung beim Herrn Schäfer, um begleitend zu jeder Therapie auch die mitverursachenden Strahlungs-

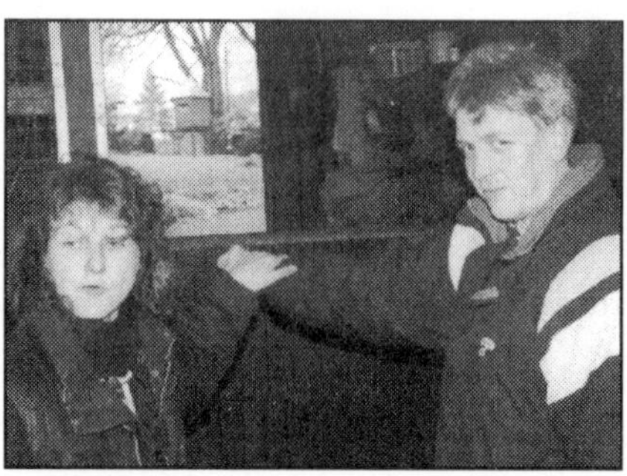

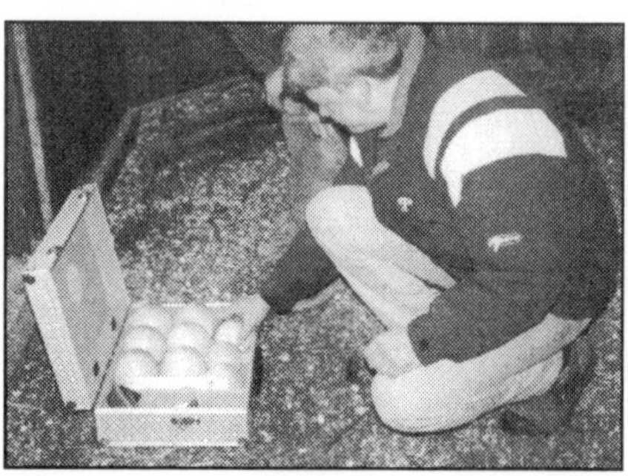

Frau Benner beim Austesten der richtigen Geo-Safe-E® Mischung.

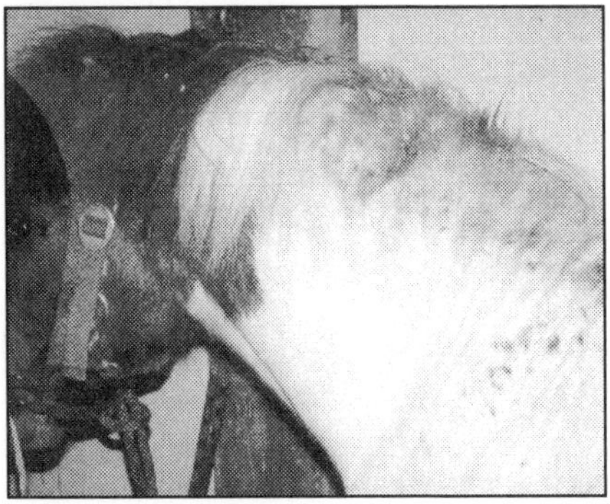 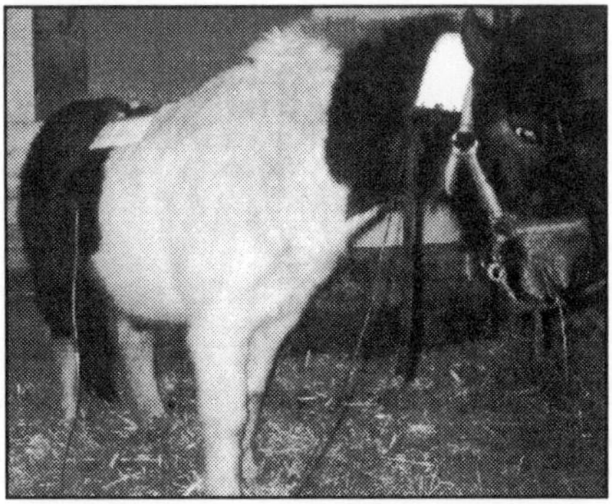

Patient Sinbad wurde vier Jahre lang vergeblich therapiert. Haarverlust, Ekzeme, Juckreiz und vielerlei Allergien wurden zur Folter. Vier Monate nach der Entstörung und begleitender Bioresonanztherapie war Sinbad rückschlagsfrei geheilt. In einem Brief an Herrn Schäfer teilte sie mit: "Ohne die Geo-Safe-E® hätte ich viele Heilerfolge nicht gehabt ..."

felder erkennen und entstören zu können.
Weiterhin beschreibt sie ihre Heilerfolge mit ihrem eigenen Pferd **Dustin 181**, der 1998 als Schlachtpferd gekauft wurde:

Geschlecht	männlich
Rasse	Deutsches Warmblut
Alter	17 Jahre
Ausbildung	Dressur und Springen bis A, Wanderreit- und Distanzpferd

Klinik
Schlechter Allgemeinzustand, geopathische Belastungen, COB (chronisch obstruktive Bronchitis), Chronische Sinusitis, Leber und Nierenschaden, Gallenbildung, Ekzeme und Warzen, Hüftschiefstand links, Podotrochlose (Hufrolle), Griffelbeinbruch an der Röhre vorn links, schlechtes Hufhorn, Mauke an allen Beinen, starke Rückenschmerzen, HWS Probleme (wurde früher nur angebunden geritten), Allergiker (Heustaub), tränende Augen, fror sehr leicht und zitterte sich warm, keinerlei Selbstbewusstsein, was sich in Schreckhaftigkeit, allgemeiner Nervosität und Unterwürfigkeit in

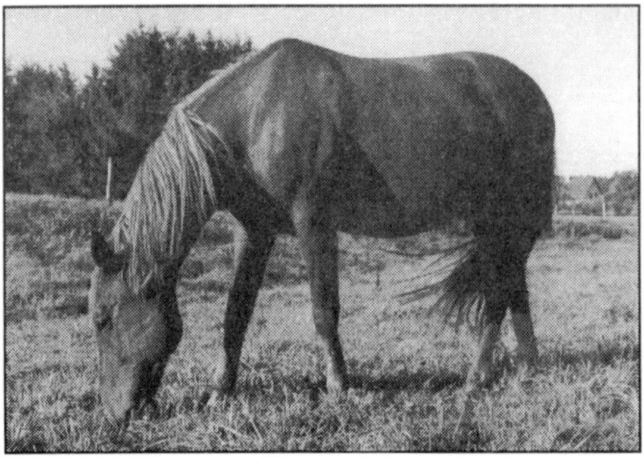

Bezug auf seine Artgenossen äußerte.

Behandlung

Zuerst schulmedizinisch ohne großen Erfolg. Drei Tierärzte haben zwei Jahre an ihm behandelt. Der Husten war nach wie vor vorhanden, die Hüfte schief, Rückenschmerzen wie gehabt. Eigentlich blieb alles bis auf die Warzen, die waren weg und seine Leberwerte einigermaßen stabil. Danach wurde er von Susanne Benner, Pferdeheilpraktikern, ausgebildet und mit Akupunktur, Homöopathie und Bioresonanz behandelt. Um die 30 Behandlungen waren nötig! Anschließend wurde eine Stallneutralisation mit dem Geo-Safe-E® System vorgenommen. Im Sommer kamen dann erstmals Anzeichen von Gelassenheit und absoluter Gesundheit, worauf hin er mit einer Stute in einen Offenstall umzog. Susanne Benner schrieb uns: "Ich habe nun nach langem Leidensweg ein absolut gesundes und leistungsfähiges Pferd, welches mit Hingabe unsere zwei Fohlen aufzieht, Wanderritte über mehrere Tage mit mir unternimmt und der Boss unserer Herde ist. Von der langen Liste der Beschwerden ist nur der Griffelbeinbruch (als Überbein) und die schiefe Hüfte geblieben, was ich eigentlich nur in der versammelten Galopparbeit merke."

In Schweineställen sieht es häufig ähnlich aus. Das alte Bauernbewusstsein ist in dieser Ertrags- und Umsatzgesellschaft dem Antibiotikakonsum gewichen.

Doch trotz Überdosis Tiermedizin (die in unseren Nahrungskreislauf mit eingeht), kann vielen kränkelnden Tieren in Problemzonen mit Chemie nicht geholfen werden. Frühschlachtung heißt die Lösung.

Das wäre den alten strahlungsbewussten Bauern früher nicht passiert. Das gleiche Schicksal ereilt viele Kühe, die auf einen 2 m² großen Stehplatz gezwungen werden und so eventuellen Strahlungsfeldern nicht ausweichen können.

Im Mai 1998 wagte sich ein Kamerateam in einer TV-Sendung an dieses nicht technisch beweisbare Thema mit einem praktischen Beispiel heran: In einem Kuhstall traten langfristige Probleme auf, die der Tierarzt nicht beheben konnte. Der Bauer besann sich der alten Methode des Rutengehens. Eine Wasserader verlief in einer Stallecke unter dem Metallgitter, auf dem die Kühe stehen mussten. Dieses Gitter verstärkte die Strahlung noch zusätzlich. Die grausamen Kameraaufnahmen erinnerten an BSE: Eine Kuh hob fast ganztägig ein Bein hoch. Der Stall wurde entstört, die Probleme der Kühe waren beseitigt. Das Resultat war nahezu unglaublich. Man wiederholte das Experiment mehrfach. Im Doppelblindversuch, ohne Wissen des Bauern, entnahm man die Entstörung tageweise und postierte sie wieder. Die Resultate waren immer wieder die gleichen: Sofortige Problemlösung oder schnell wieder auftretende Probleme bei den Kühen. Es war überzeugend.
Am Ende der Sendung befragte man einen Wissenschaftler hierzu: Mit ärgerlicher, wutentbrannter Miene sagte er, es sei nicht technisch messbar gewesen, und es handele sich nur um eine suggestive Einwirkung. Jedoch die Kühe konnten nichts *wissen* und sie konnten auch nicht *glauben* und reagierten doch entsprechend.
Den Bauern interessierte die Aussage des Wissenschaftlers nicht, er beließ es bei der Neutralisation, denn seine Kühe waren fortan symptomfrei.

Ein friedlicheres Beispiel für Tiersensibilität stammt aus dem Ärztekreis von Herrn Schäfer: Ein Pferd auf der Koppel rupfte lieber weiter an den abgegrasten Stellen, als das hohe, grüne Gras unter der Hochspannungsleitung zu genießen...

Doch zurück zu den Kuhställen: Die folgenden Bilder zeigen einen neugebauten Stall im Selfkant an der niederländischen Grenze. Die freilaufenden Tiere haben die neuen Plätze anfänglich nur kurz, dann gar nicht mehr benutzt. Alle Kühe mieden die komplette Platzreihe, unter der eine Wasserader verläuft. Auch Stroh konnte die Tiere nicht hineinlocken. Herr Schäfer platzierte zwei Geo-Safe-E® Neutralisationen an den richtigen Stellen im Stall und nach wenigen Tagen gingen die Tiere endlich auf die vorher gemiedenen Liegeplätze

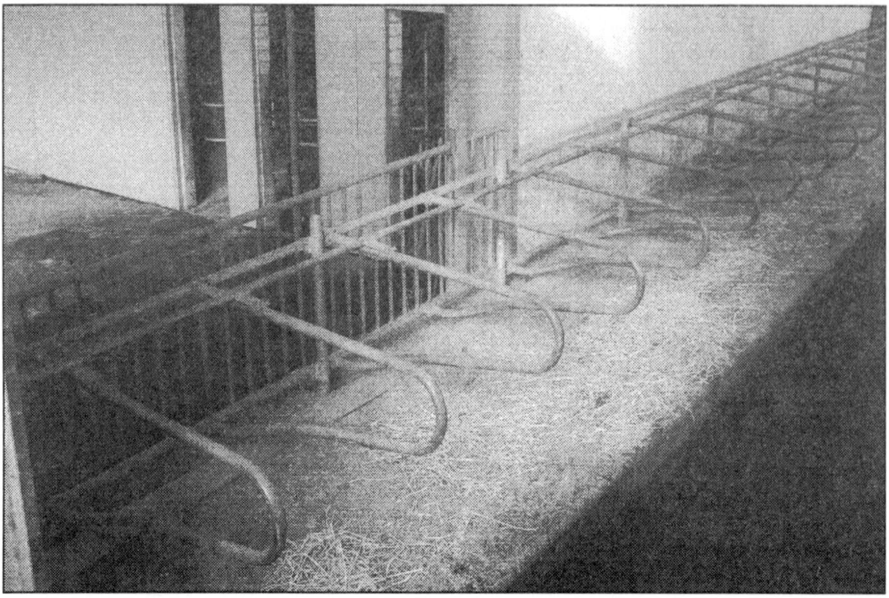

Viele Tiere fühlen intensiv Störstrahlung und meiden sie, wenn sie können. Die Kühe versuchten die Boxen auf der gegenüberliegenden Seite doppelt zu belegen.

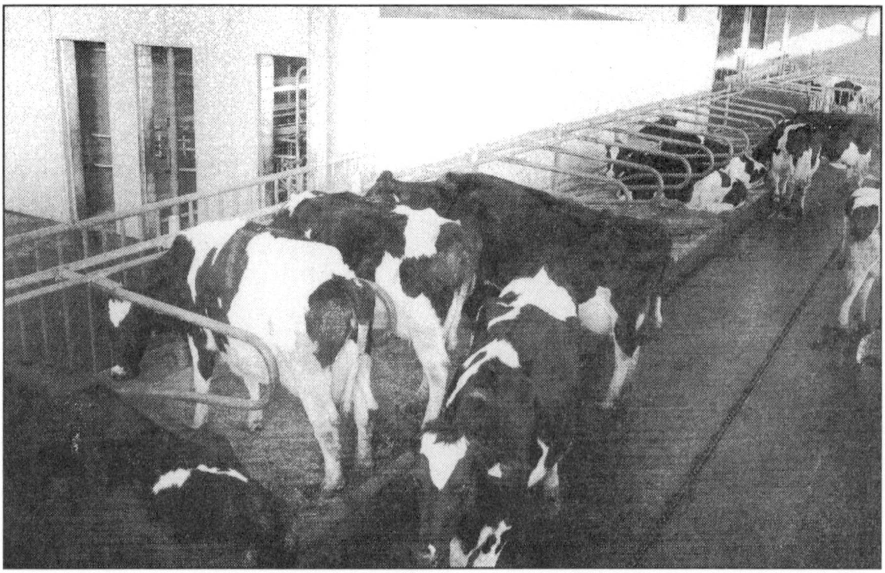

Nach der individuell frequenzangepassten Strahlungsneutralisation mit der Geo-Safe-E® akzeptierten die Kühe ihren neuen Stall.

Die eigentlichen Probleme sind jedoch nicht die sichtbaren, sondern die unsichtbaren: Vielerlei Krankheiten, ganz besonders Euterentzündungen, aber auch Milchqualitätsprobleme treten häufig auf. Dies sind existenzbedrohende Zustände.
Weiterhin erhielten wir viele Berichte, die noch viel weiter gingen von Kollegen im Ausland, die nun auch mit der Geo-Safe-E® arbeiten: Standortgezwungene Tiere, bei denen andere Entstörmaßnahmen versagten, mussten teils notgeschlachtet werden und wiesen hierbei totale inneren Verkrebsungen auf.

Hätten wir Menschen noch etwas mehr natürliche, tierische Instinkte, so würden wir weniger Präparate zu uns nehmen und bedenken, wo wir schlafen oder arbeiten und womit wir unseren Bettplatz oder Arbeitsplatz ausstatten.
So, wie wir von unserem Nutzvieh durch Ausweichversuche gezeigt bekommen, wo wir schlafen können, so zeigt uns die Katze einen Platz, den wir als Schlaf- oder Arbeitsplatz meiden sollten.
Sie ist das einzige Säugetier mit einem natürlichen Links-Spin der Zellen. Das heißt, sie liebt Strahlungsfelder, sie saugt sie geradezu auf. Dies erklärt dann auch, warum Katzen sich gerne auf ein Rheumaknie legen. Der Rheumakranke ist so für eine kurze Zeit beschwerdefrei. Man findet Katzen immer wieder auf Störfeldern, wenn sie sich ausruhen oder aufladen!
Sie legen sich auch immer wieder fast zentimetergenau auf die gleichen Stellen, und das auch im Bett! Dann sollte man vorgewarnt sein! Amüsant war die Situation, als Herr Schäfer ein Bett entstört hatte, in dem eine Katze immer genau in Fußhöhe lag - und das auch nachts. Am dritten Tag nach der Untersuchung riefen die Klienten an: Seit der Entstörung war die Katze nachts nicht mehr aufzufinden! Dann hatten sie entdeckt, dass sie sich einen neuen Schlafplatz an der gleichen Stelle, aber unter ihrem vorherigen Platz gesucht hat, unten im Keller. Ob die Neutralisation jetzt auch suggestiv auf den Glauben der Katze eingewirkt hat?

KELTISCHE KULTSTÄTTEN UND KIRCHEN

Alle alten Kirchen und keltischen Kultstätten befinden sich IMMER auf energetischen Punkten. Nicht nur kirchliche Institutionen, sondern auch Staatsmänner und Kaiser in Europa sowie auch in China hatten eigene Rutengänger eingestellt. Sogar der Papst ließ sein Bett auf diese Weise untersuchen. Auch als ein arabischer Scheich im Hotel Quellenhof in Aachen eine Etage mietete, ließ er alle Möbel nach den Untersuchungen seines eigens mitgebrachten Rutengängers platzieren. Alle Eingeweihten benutzten dieses Geh - Heim - Wissen.

Anhand einiger Beispiele möchte ich dies etwas näher erläutern.
Dass die Kirchen die Keltenkultstätten weiter benutzten ist allgemein bekannt. Eine davon ist zum Beispiel die Kirche in Weyer bei Mechernich in der Eifel.
Mehrfach wurde sie mit Bauchemie restauriert, mit der Folge, dass die Farbe wiederholt abblätterte. Nach der Untersuchung eines Baubiologen stellte sich heraus, dass eine große Wasserader das Gebäude der Länge nach durchzog, wie bei allen alten Kirchen.
Die ionisierende Strahlung der Wasserader kann diese chemischen Farben nicht durchdringen, somit war sie verantwortlich für das Abblättern der Farbe. Ihre Stärke sei nicht unterschätzt.
Bereits die Römer und deren Vorfahren sowie Nachfolger benutzten Mineralfarben, die sich viele Jahrhunderte mit den Ionen der Wasserader vertrugen, da sie diese ohne vergeblichen Widerstand durchlassen.
Bei weiteren radiästhetischen Untersuchungen ergab sich die Situation eines typischen Kraftortes: Ein geologischer Bruch durchquerte die Wasserader. Zusätzlich befand sich an gleicher Stelle ein Gitterkreuzungspunkt. Somit ergibt sich ein dreifacher Energiepunkt auf einer Stelle. Da es sich hierbei um eine physikalische Feldeinwirkung

handelt, muß es also einen positiven und einen negativen Pol geben. Der Zufall sorgte dafür, dass die drei Reizpunkte am Altar einen positiven (also aufladenden) Punkt ergaben und sich ca. 2m davor der negative (also abladende) Punkt befand.

Rein zufällig fand man auch bei der Totalrestauration einen keltischen Kultstein innen im Altar! Das heißt, die Kirche hat diesen beim Bau vor vielen, vielen Jahrhunderten nicht gewagt zu entfernen!

Auch befand sich unter den Bodenplatten noch das Fundament des keltischen Kultortes und man konnte so genau folgende Platzierungen nachvollziehen:

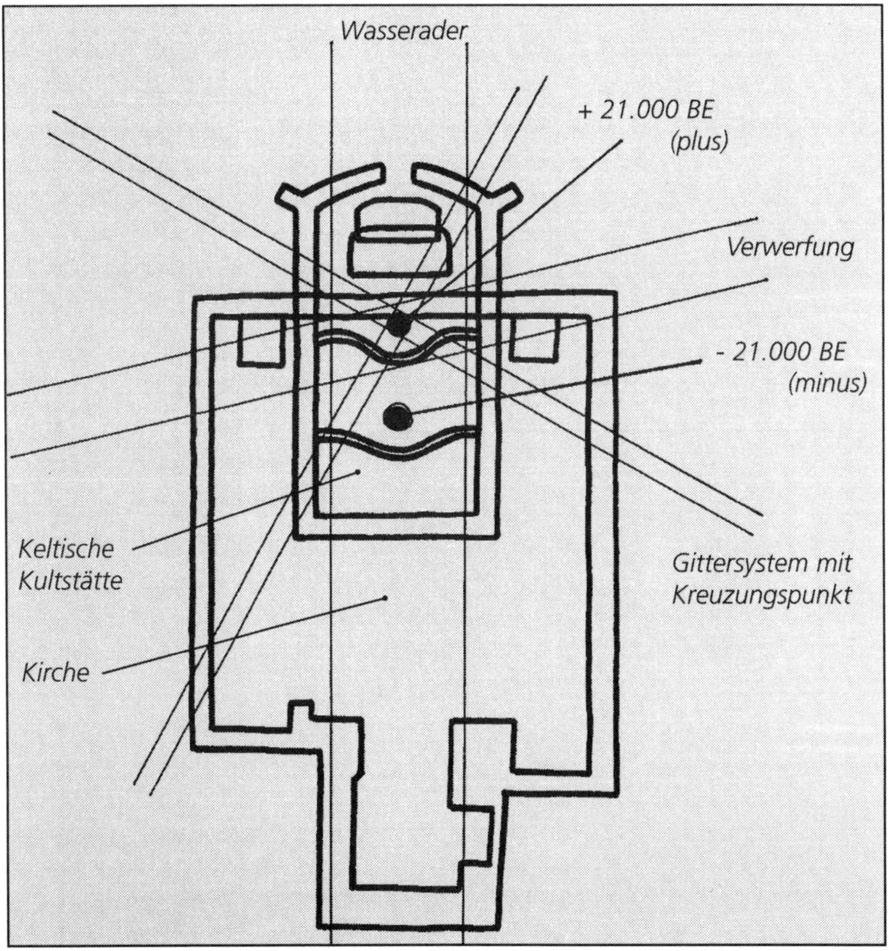

An der Postierung des Kultsteins lässt sich ablesen, dass der keltische Richter (heute Priester) auf dem aufladenden Punkt stand, vermutlich um eine energetische Hochaufladung zu bekommen. Der Angeklagte (heute *kniender Sünder*) stand somit gegenüber auf dem abladenden Punkt, vermutlich um seine kreative Denkfähigkeit zu blockieren, vielleicht auch um seine Sensibilität wachsen zu lassen und ihn fühlen zu lassen, welch kraftvoll ausstrahlende Persönlichkeit vor ihm stand. Positiv gesehen, kann man auch sagen, dass ihm hier seine Überladung abgeleitet wird.
Die ursprüngliche Kultstätte war nur ca. 3 x 5m groß. Später baute man die Kirche größer darüber, versah sie wie immer mit einer Treppe vor dem Altar und benutzte diese kraftvolle Situation der Bodenstrahlung auch weiterhin. Der Priester stand immer auf dem aufladenden Punkt.

Nun könnte die Frage aufkommen: Wieso, ich denke, Geopathie ist schädlich?
Von früher ist bekannt, dass ein Priester höchstens drei Messen am Tag abhalten durfte. Sollten mehr Messen an einem Tag praktiziert werden, so musste ein anderer Priester diese vollziehen. Ein Priester darf sicher mehr arbeiten, jedoch könnte er sich auf seiner Altarstelle überladen. Auch wenn ein Ort noch so positiv aufladend ist, ein Schlafplatz muss strahlungsneutral sein.
Selbst energetisch abladende Stellen können positiv genutzt werden: Denken Sie einfach an die Situation, Sie hätten Sorgen, Probleme oder Stress. Im Volksmund sagt man dann "Ich bin total aufgeladen" oder "Ich habe einen dicken Kopf". Hierbei empfindet man die eigene physische Spannungsüberladung. Gehen wir dann mit diesem Befinden auf einen abladenden Punkt, so werden wir physisch entladen und fühlen uns befreiter.
In Kirchen befinden sich viele verschiedene auf- oder abladende Punkte, und wir können uns dort sowohl physisch und psychisch entsorgen als auch Lebensenergie auftanken.
Der französische Physiker Alfred Bovis hat eine Messskala für Radiästhesisten entwickelt, mit deren Hilfe man vor Ort erarbeiten kann, wie hoch oder niedrig die vorhandene Energie ist.
(Def. Radiästhesie: Schwingungsempfindlichkeit)

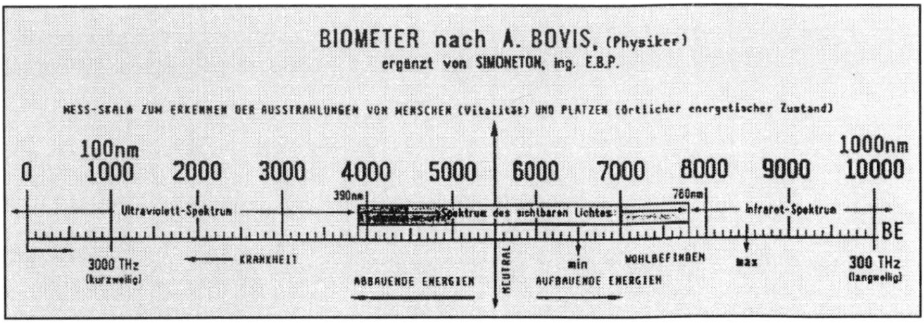

Mit Bovis-Einheiten benennt man die Vitalenergie von Menschen oder Orten.

Der gesunde Mensch schwingt mit etwa 6500-7000 Bovis-Einheiten (BE). Besitzt er diese über einige Zeit nicht, so ist er krank, ihm fehlt Lebensenergie. Besitzt er ein Schwingungsfeld von über ca. 10.000 oder gar 20.000BE, so verfügt er über *heilende Hände*.
Ein Kraftort zeichnet sich dadurch aus, dass er eine hohe Bovis-Energieeinheit ausstrahlt. Ab ca. 20.000BE redet man von einem starken Kraftort, den viele Menschen fühlen können: "Hier kribbelt es im ganzen Körper", sagen sie dann.

Eine Steigerung der geopathischen Strahlungssituation erreicht man durch Resonanzstrahlung. Für eine Art Rückkopplung der vorhandenen Bodenstrahlung sorgt eine Rundkuppel als Dach. Somit ist zu erklären, dass viele Radiästhesisten davon berichten, in islamischen Moscheen eine höhere Vibration als in westlichen Kirchen erkundet zu haben. Die Manipulation der Strahlung fand im Dom zu Aachen einen Höhepunkt: Die Thermalader, die den Aachener Dom der Länge nach durchquert, wurde mit acht künstlich angelegten Wasserläufen unter dem Boden im Oktogon bereichert, wenn man den Untersuchungen von drei namhaften Radiästhesisten glauben darf.
Auch im hinteren Teil des Domes hat man acht künstliche Wasserläufe unter dem Karlsschrein so positioniert, dass die Schwingung dort 90000BE erreicht. Damit zählt dieser Punkt im Aachener Dom nach Beschreibung der bekanntesten Radiästhesistin im deutschsprachigen Raum, Frau Blanche Merz, zu einem der energetisch stärksten Orte Europas.

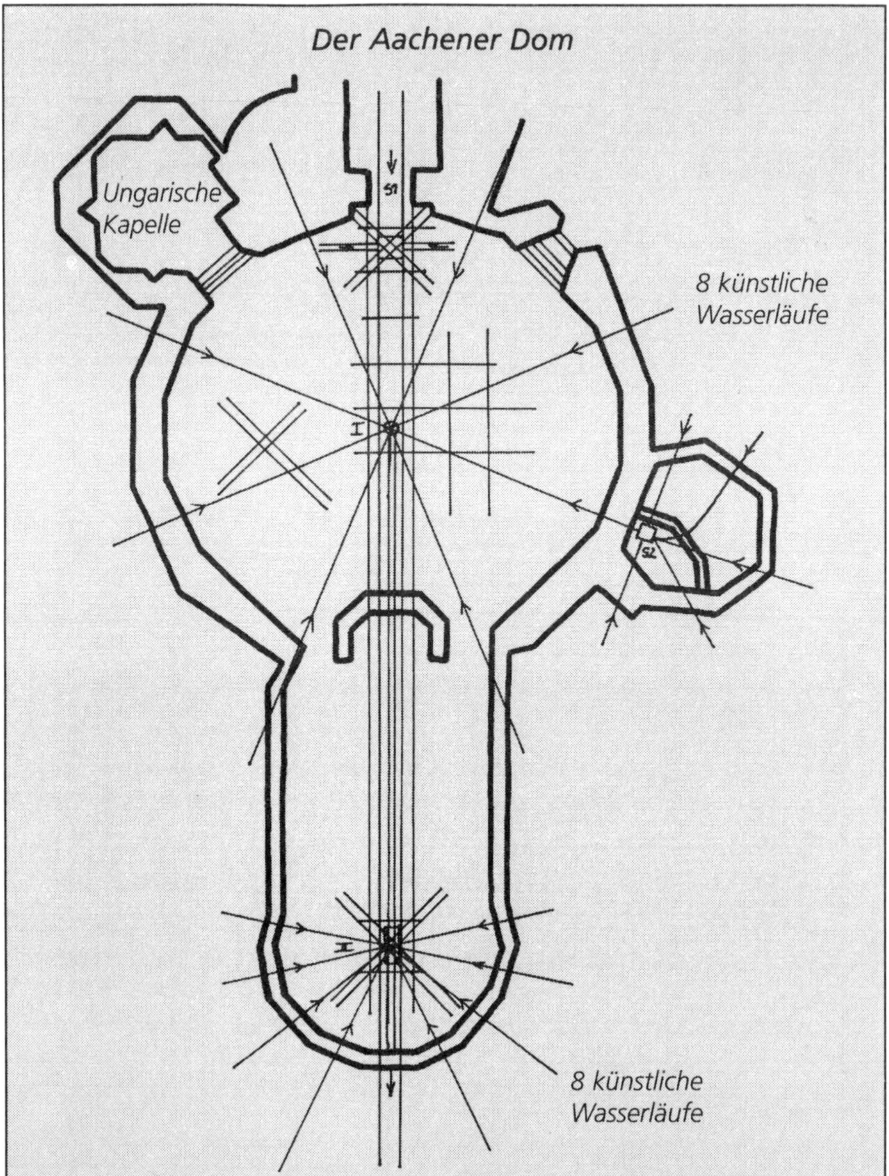

Energiemanipulation durch Wasseradern

Andere Kirchen in Deutschland weisen andere Energiemanipulationen auf. So hat man in früheren Zeiten auch häufig Pol-Steine benutzt. Mittels dieser Steine hat man die Wasseradern mit negativer Ladung zu positiver Ladung umgepolt, bevor sie unter die Kirche einflossen. Danach hat man sie beim Verlassen des kirchlichen Territoriums wieder in die ursprüngliche negative Polarität rückversetzt. Damit ist die aufladende Strahlung nur im Kirchenbereich und nicht im Umfeld zu erspüren. Früher haben wahre Meister der Energie ihr Wissen umgesetzt um Kraftorte zu finden und auch zu bearbeiten.

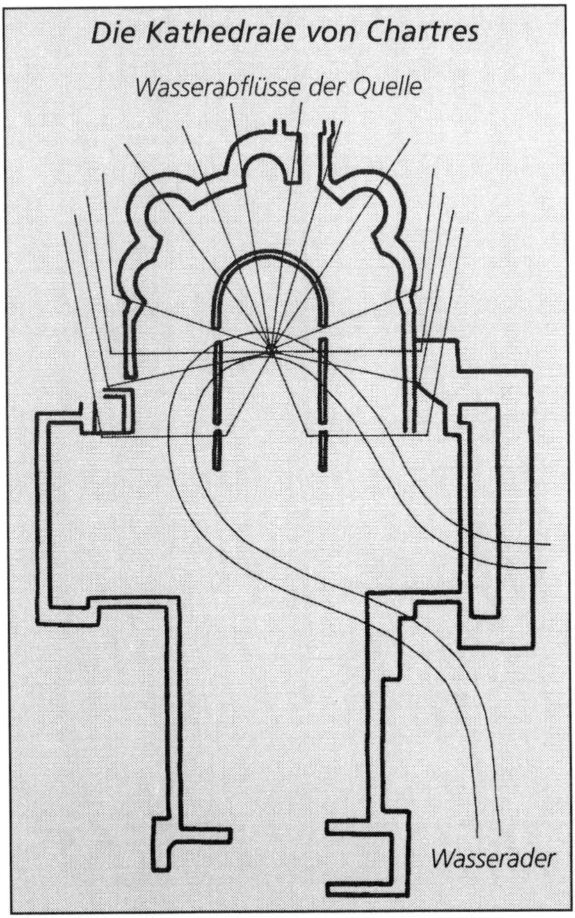

Unter der Kathedrale von Chartres befinden sich zwei weitere Heiligtümer. Auch sie wurden auf einer keltischen Kultstätte errichtet

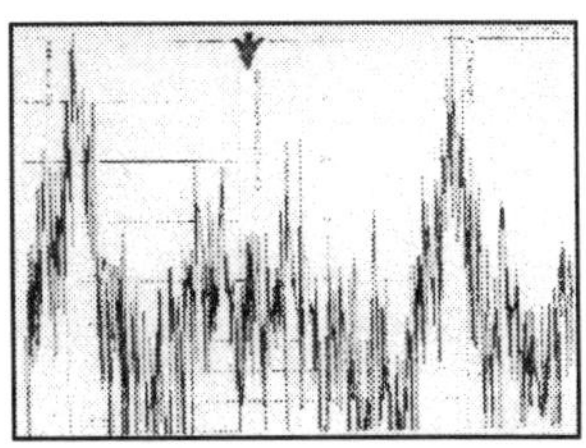

Techniche Messung der Wasserader in der Kathedrale von Chartres

Professor Jörg Purner von der Innsbrucker Universität hat etliche Kirchen und keltische Kultstätten sowie Steinkreise in ganz Europa untersucht und festgestellt, dass alle besondere Bodenstrahlung aufweisen.
Auch in der Zeit, bevor man Gebäude auf diesen kraftvollen Stellen errichtete, wurden sie genutzt und sozusagen markiert. Hierbei handelt es sich um die unzähligen Steinkreise, die aus grauer Vorzeit übrig geblieben sind. In der Mitte dieser Steinkreise herrscht immer die stärkste Strahlung. Da jeder Kraftpunkt sozusagen Resonanzwellen um sich herum trägt, wurden die Randzonen dieser Energiekreise mit Steinen markiert, wobei jeder Stein auch seine eigene Schwingung hat.
Wer auch immer einmal in einem solchen Steinkreis stand, kann von einer besonderen Atmosphäre berichten.

Wenn man sich dieser Fakten bewusst wird, muss man sich wohl zwangsläufig darüber im Klaren sein, dass die Berufung zum Rutengängers anscheinend zu den weltältesten Tätigkeiten zählt. Die Kirche hat im Dekret des Vatikans von 1924 dem Rutengänger zur Brunnensuche und Schlafplatzuntersuchung zugesprochen, jedoch für alle weiteren Tätigkeiten sei die Rute *des Teufels*!
(??? Wollte man etwa nicht, dass man durchschaut, wie es in Kirchen energetisch aussieht??? – oder dass Menschen die Kraftortsituation hinterfragen?)
Energiefelder aufzuspüren und richtig zu nutzen oder auch zu manipulieren hat somit schon seit vielen Jahrtausenden den Menschen zu Kraft und Gesundheit verholfen. Andererseits haben negative Strahlungsplätze im Schlafbereich schon vielen Menschen Krankheit und Tod gebracht.
Will etwa die heutige *Gesellschaft* lieber Chemie und Strahlungsobjekte verkaufen als mehr Forschungsgelder für Strahlungsfelder am Schlafplatz und Arbeitsplatz auszugeben, um Menschen gesund zu halten?
Dieses Kapitel sollte dazu dienen, mehr Interesse für Kirchengebäude und die in ihnen schlummernden Kräfte zu wecken.

UNTERSUCHUNG EINER KIRCHE

Nachdem Herr Schäfer zwei Priestern bei Strahlungsproblemen am Schlafplatz, am Computer, im Auto und mit dem Handy helfen konnte, wurde er gebeten, ihre Kirche zu untersuchen.

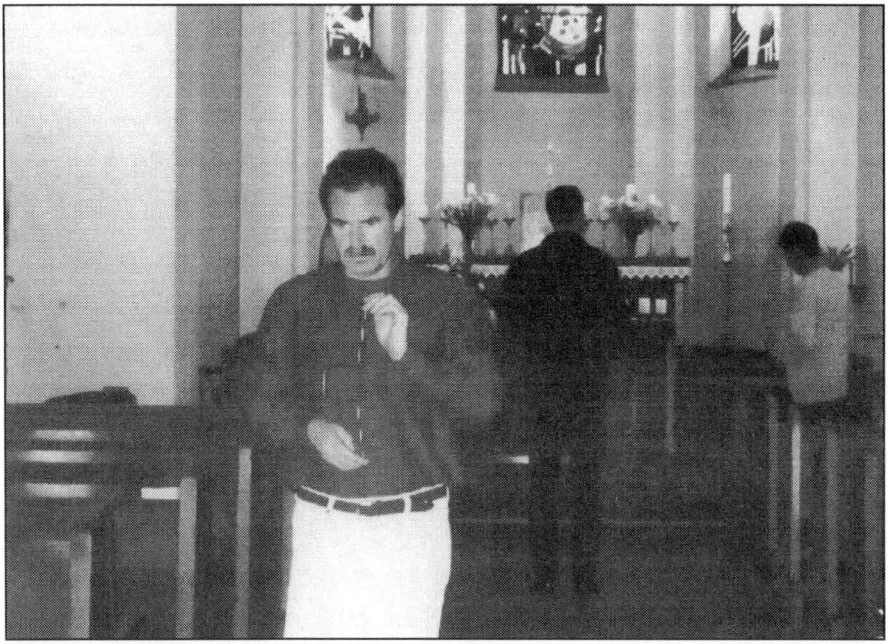

Eine unscheinbare Kirche mit 90.000 BE

Zur Zeichnung auf der folgenden Seite:
Ausgrabungen in einer Kirche bei Heinsberg 1948. In dem Grundriss der Kirche von 1830 (mit dem kleinen Chorausbau von 1888-1889) erkennt man die Fundamente von deren Vorgängerin, die schräg zur heutigen Kirche verlaufen, darin wiederum erkennt man die runden Pfostenstellungen der frühchristlichen Holzkirche inmitten eines ausgedehnten keltischen Gräberfeldes.

KIRCHE BEI HEINSBERG

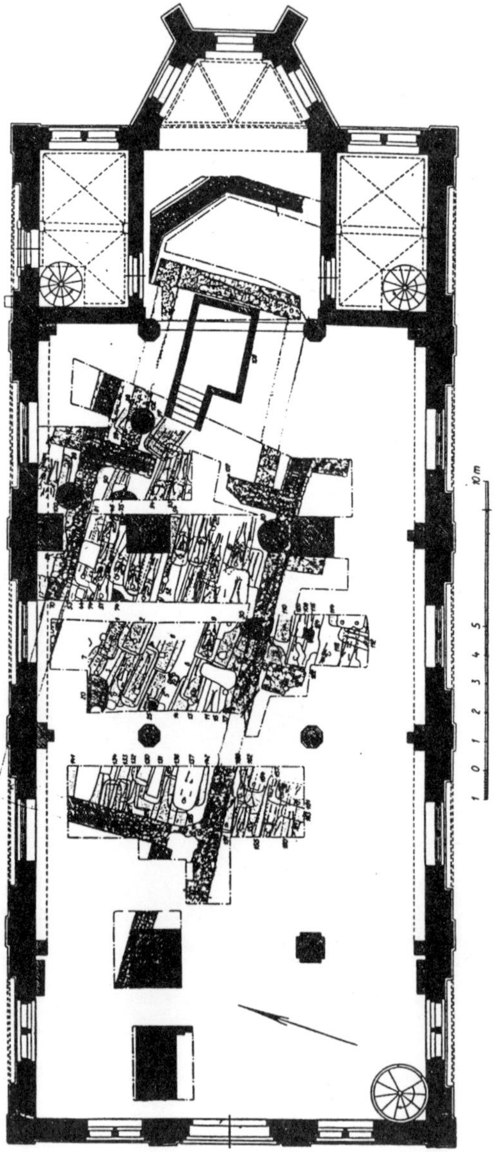

Pläne übereinandergezeichnet

Dieser Kirchenort wurde mehrfach überbaut. Hier stand früher zu allererst eine heidnische Kultstätte. Interessant ist, dass die Kirche aus zwei Räumen bestand – der eigentlichen Kirche und einem Vorraum. Wozu dieser diente, war bis zur Rutengängeruntersuchung unklar. Anhand der folgenden Zeichnungen erkennt man, dass der obere Teil, der energetisch starke Ort, für die Eingeweihten war.

ERDSTRAHLUNGS-SITUATION

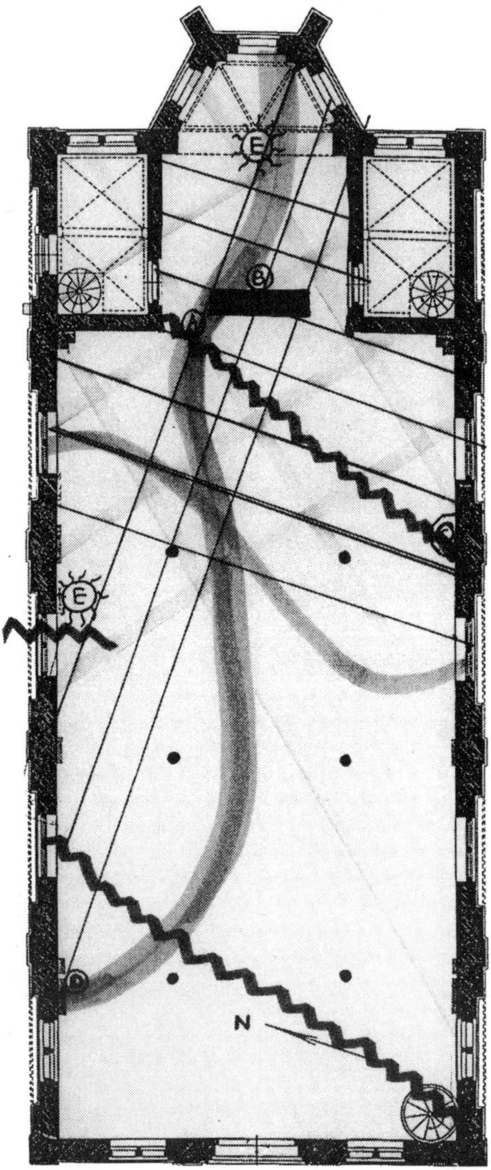

Global-Gitter

Curry-Netz

Wasserader

geologischer Bruch

A Rednerpult

B Altar

C Kanzel

D Marienaltar

E Blinde Quelle

Alle Strahlungsfelder konzentrieren sich mit hoher Energie wieder im oberen Bereich der Kirche, den Räumen der Priester.

BOVIS-EINHEITEN, PLANETENLINIEN

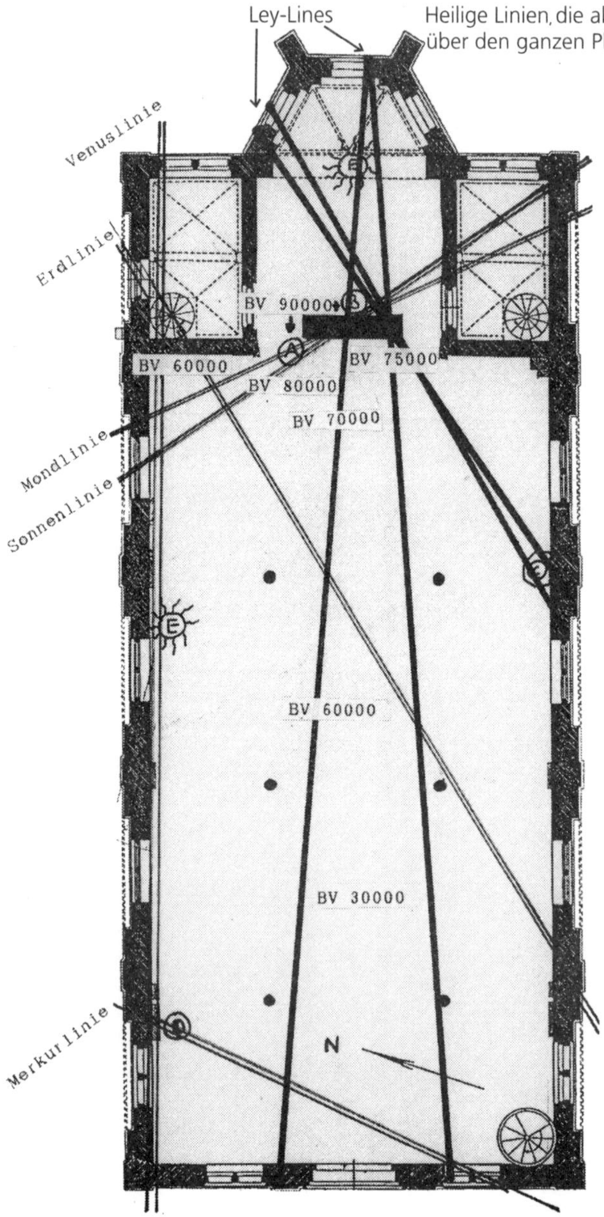

A Rednerpult

B Altar

C Kanzel

D Marienaltar

E Blinde Quelle

Die Thematik der Strahlungsfelder geht noch viel weiter. Dieses Buch behandelt jedoch nur die Themen krankmachender Strahlungen und nur zum Teil Kraftorte. Trotzdem möchten wir anderen Radiästhesisten dieses Untersuchungsergebnis nicht vorenthalten.

Teil IV

Einige Exkursionen

Indien

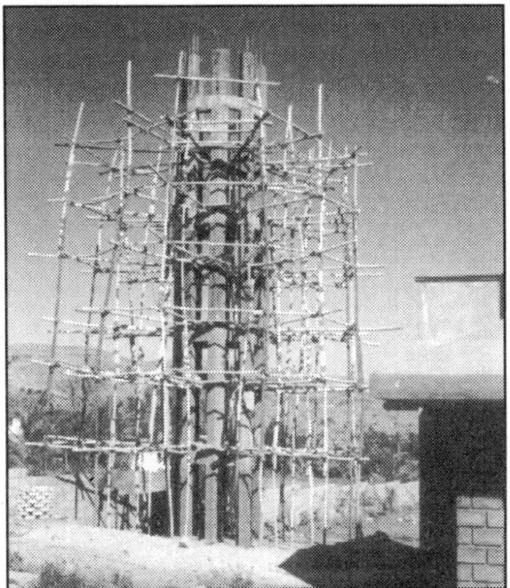

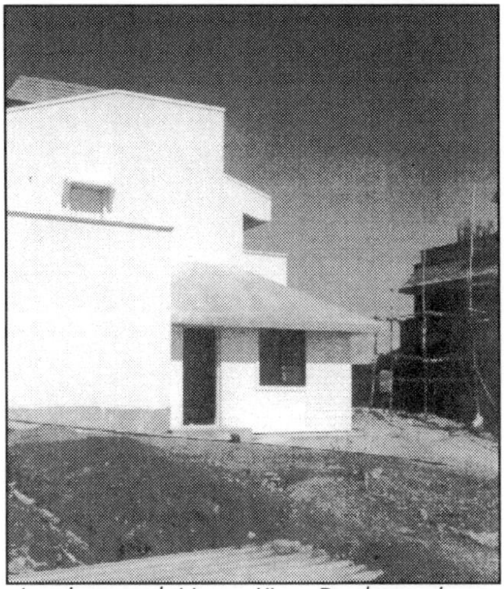

In Indien untersuchten wir das Haus von Louise und Hans-Jörg Becker, einem städtischen Architekten. Sie kauften sich in das Projekt Divine Valley ein. Die Quelle für den Wasserturm floss genau am Haus vorbei.

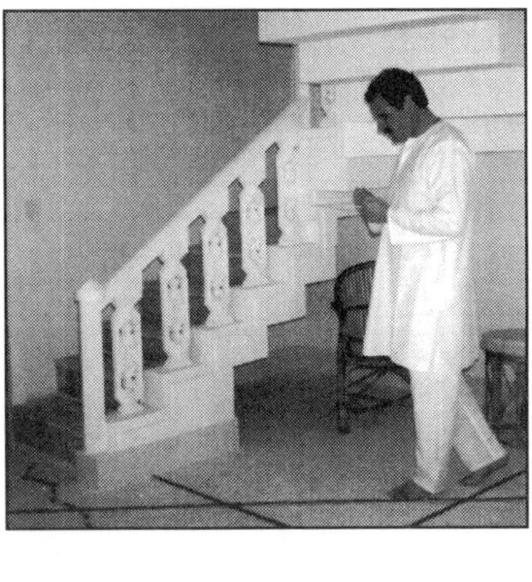

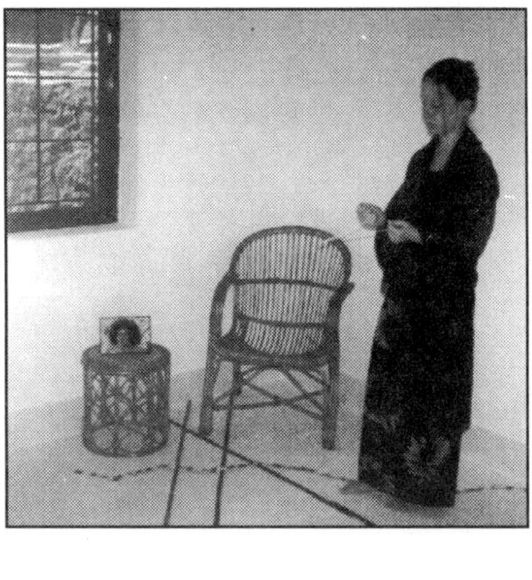

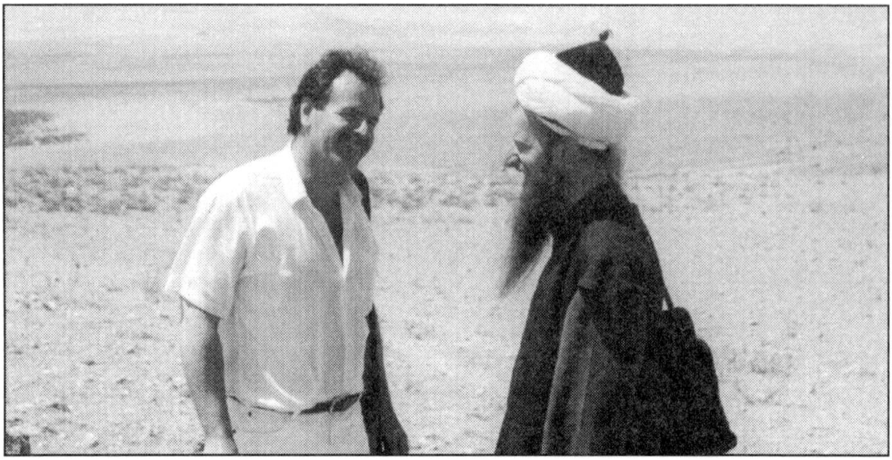

In einer Wüste im Heiligen Land plante Sheik Ibrahim eine große Siedlung für Gläubige. An drei Untersuchungstagen konnten wir drei mögliche Brunnenbohrstellen ausfindig machen, die genügend Wasser für viele Menschen und Gärten liefern könnten.

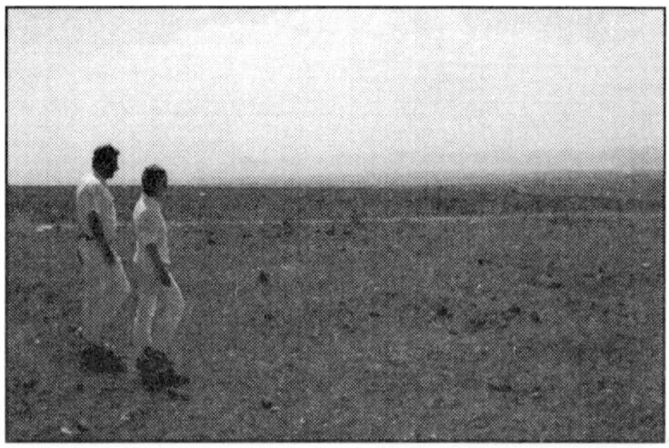

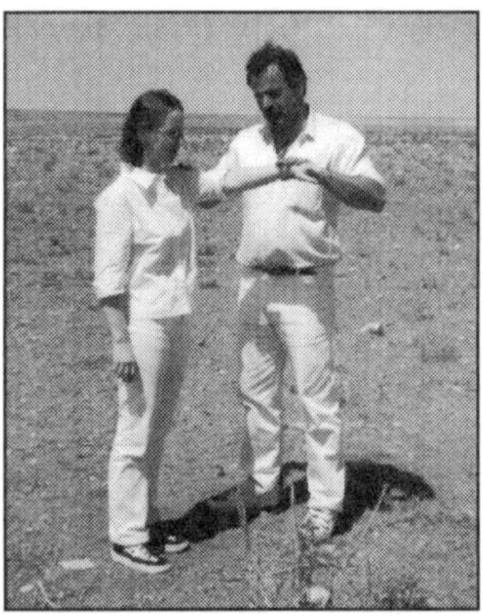

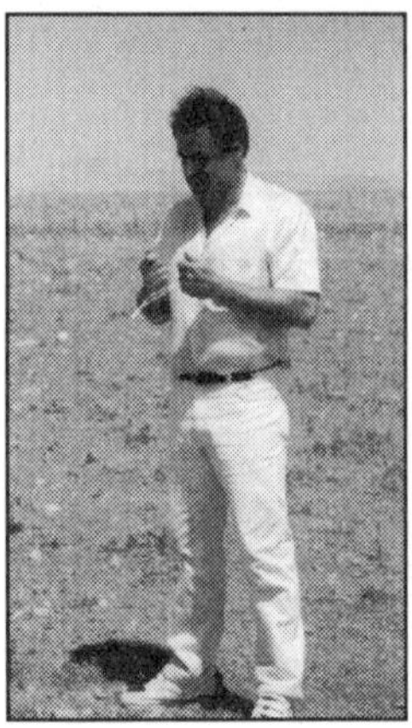

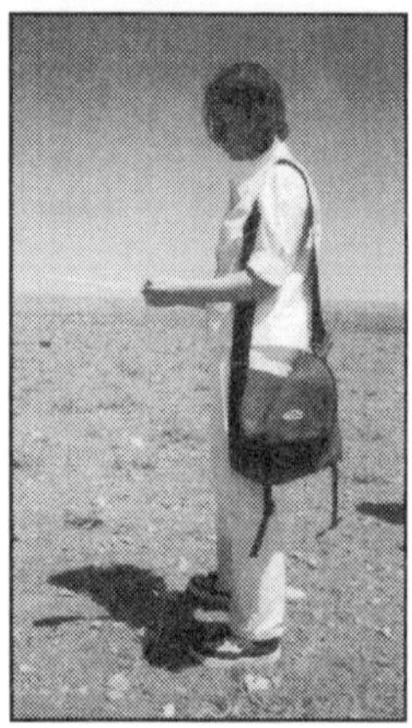

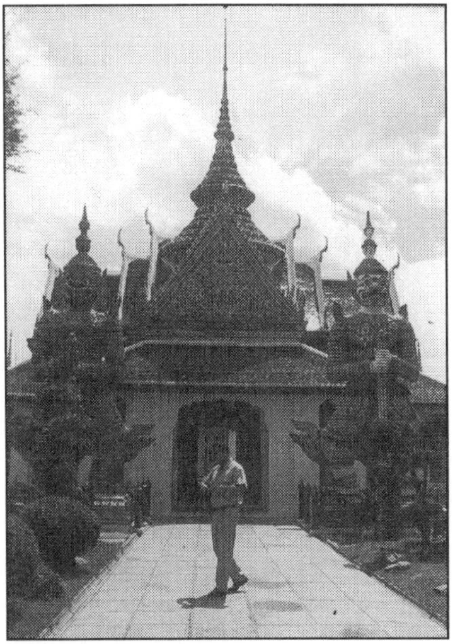

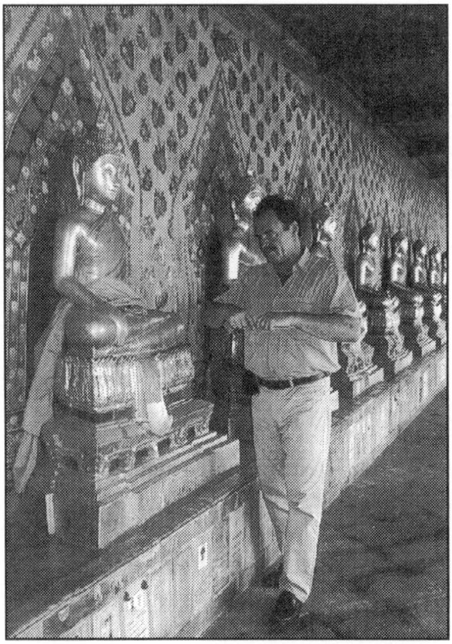

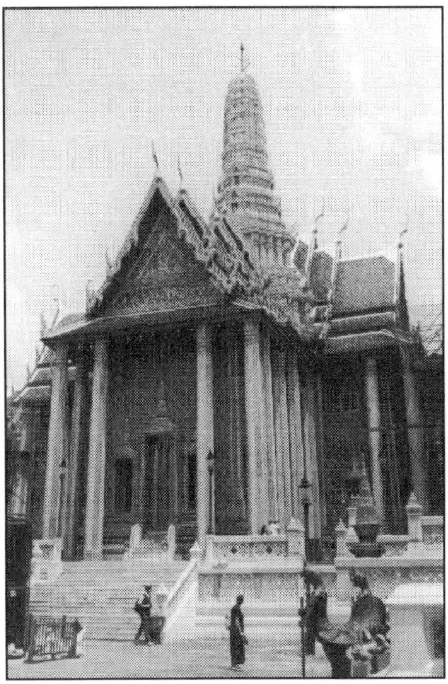

In Thailand stellten wir mit Verwunderung fest, dass nicht nur einige kleine Tempel, sondern auch Bangkoks größter Tempel lediglich 8.000 BE aufwiesen. Kann es sein, dass die Herrscher von Thailand neben ihrem Palast nur eine optische Prunkstätte aufbauen wollten? Hat sich die Bodenstrahlung verändert? Jedenfalls haben wir hier keine starke Energie festgestellt. Alle Buddha-Statuen wiesen jedoch ein Feld von 12.000 BE auf.

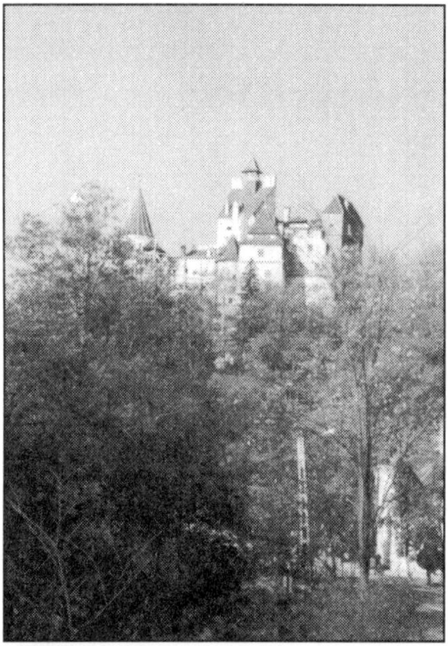

In Rumänien wurde der Berg in der Nähe von Schloß "Dracula" untersucht. Die positiven Rutengängererfahrungen veranlassten die Besitzer zurecht vor dem Bau eines Hauses zur Grundstücksuntersuchung, da es auf einem gesundheitsschädlichen geologischen Bruch geplant war, nun wurde es daneben errichtet.

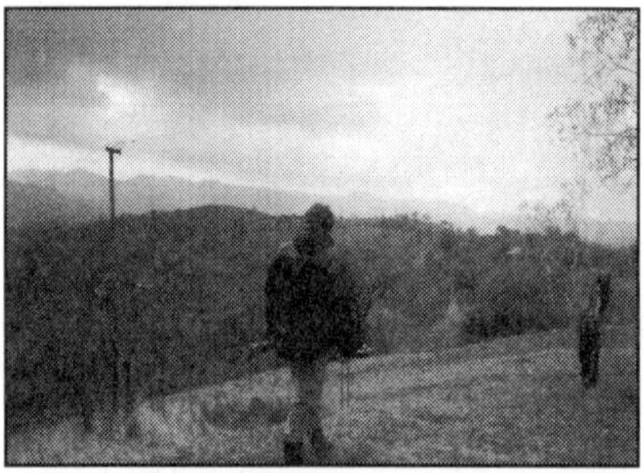

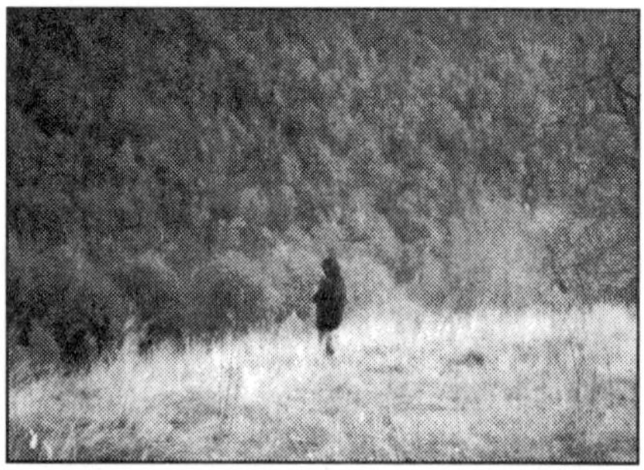

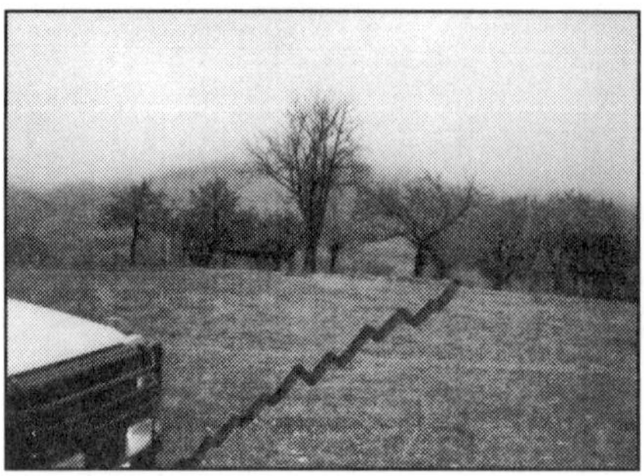

Externsteine

Untersuchungen an diesem uralten Kraftort bestätigen die Behauptung über außergewöhnliche Schwingungen an dieser ehemaligen Einweihungsstätte. Ein guter Ausflugsort, um Ihre eigenen Erfahrungen machen zu können.

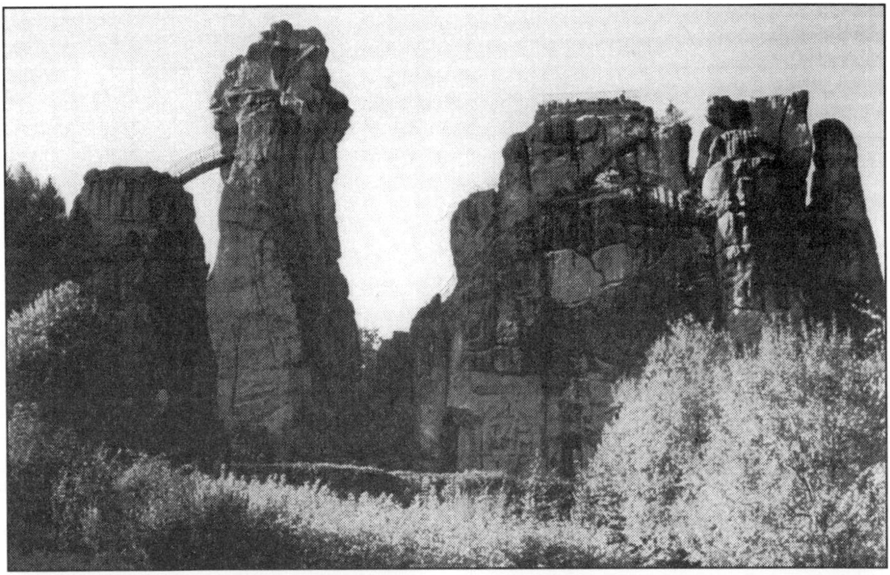

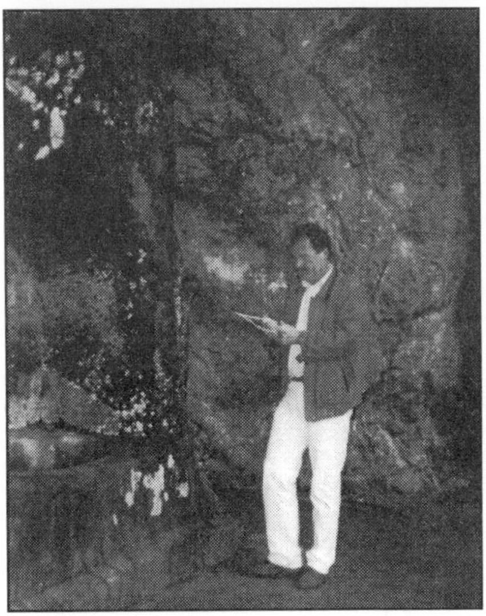

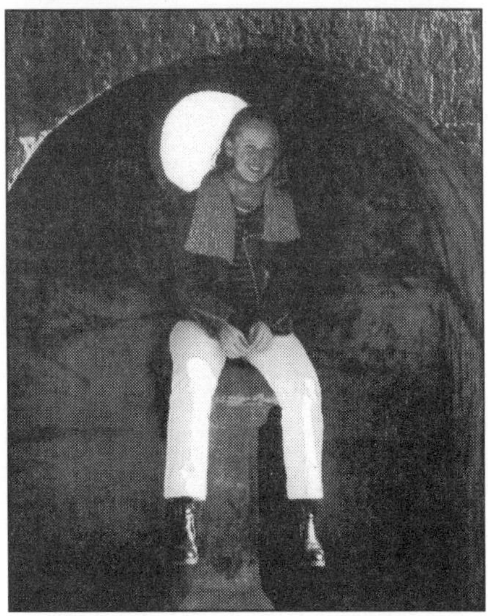

Schweden

Auch in den nordischen Gebieten Europas lassen sich viele Kraftorte finden, die von keltischer Herkunft zeugen. Nach einer Hausentstörung in Schweden blieb noch genügend Zeit, einige zu erkunden.

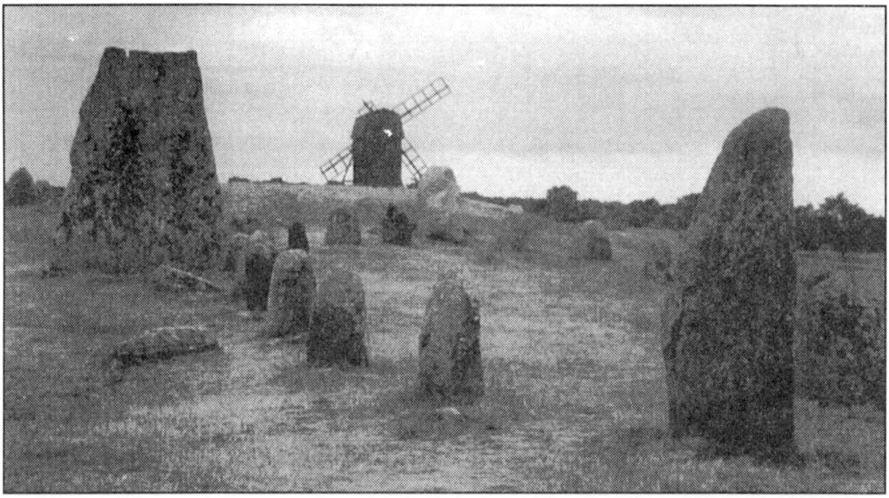

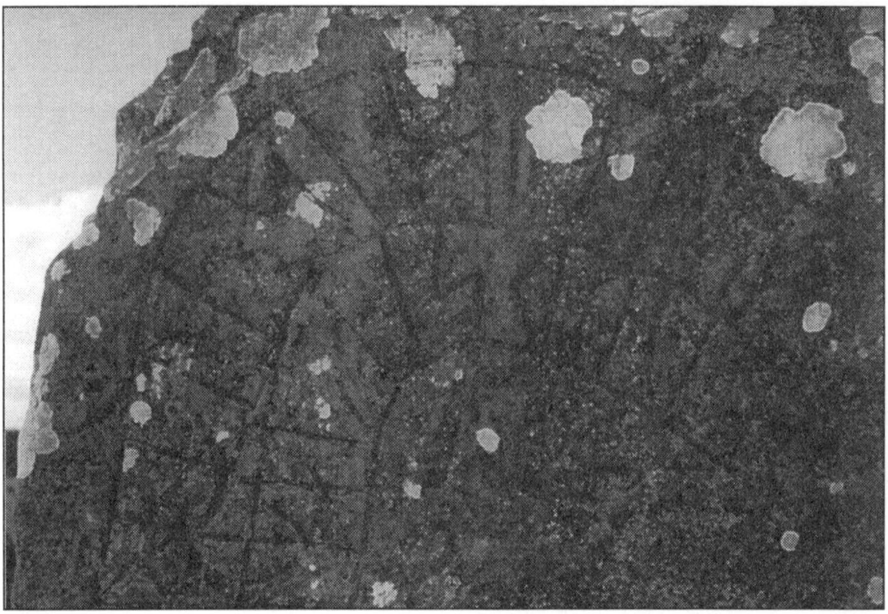

Frankreich (Chartres)

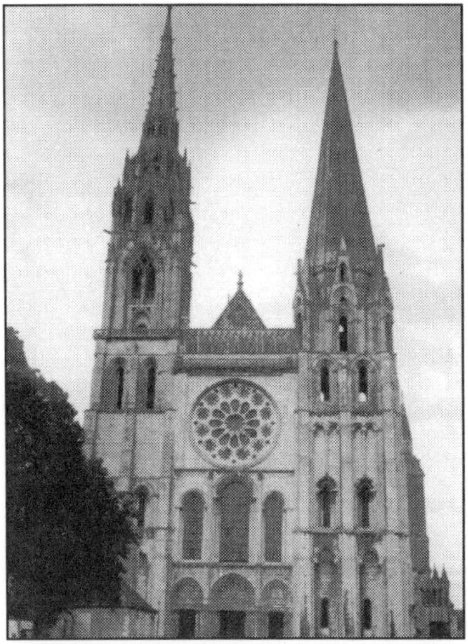

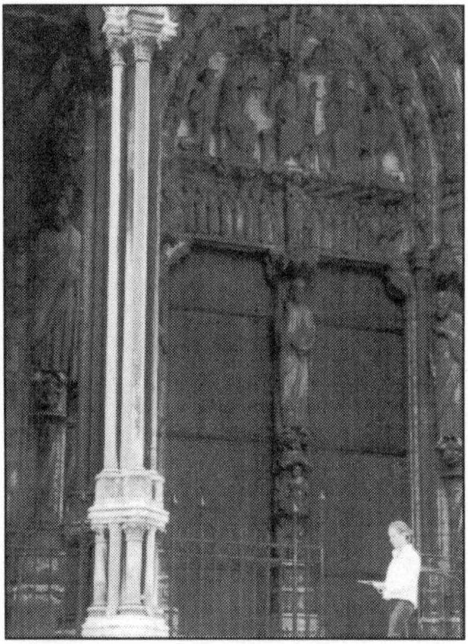

Unsere Untersuchungen in Chartres bestätigen die Feststellungen anderer Radiästhesisten: Es ist einer der stärksten Kraftorte Europas.

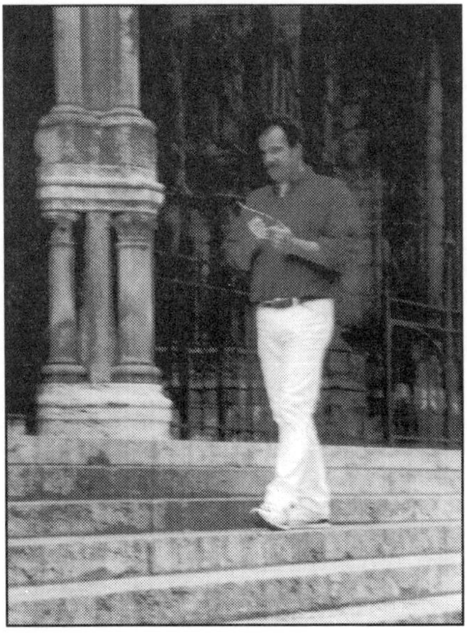

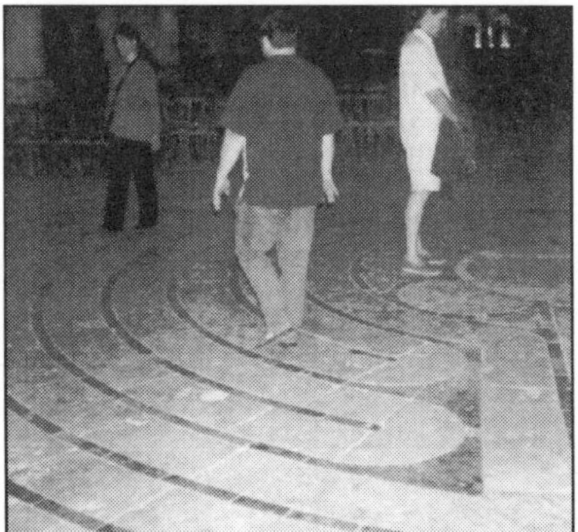

Bei der Begehung des Labyrinths in der Kathedrale ist die Energie deutlich fühlbar.

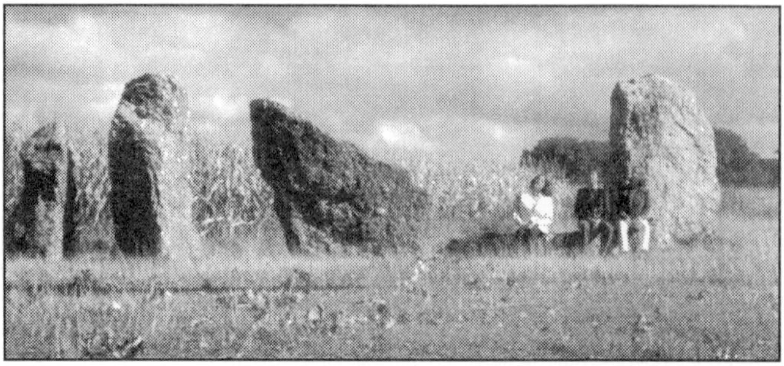

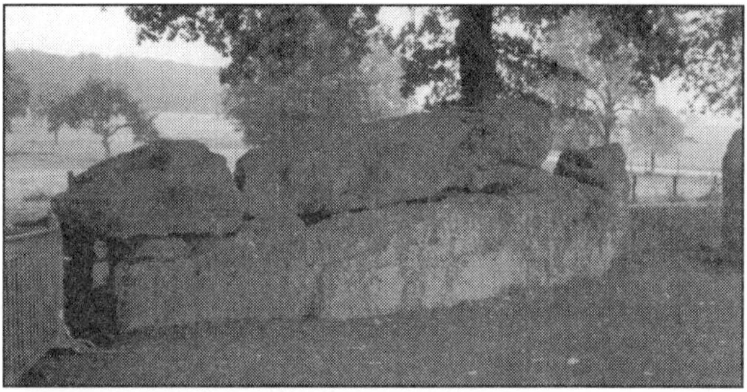

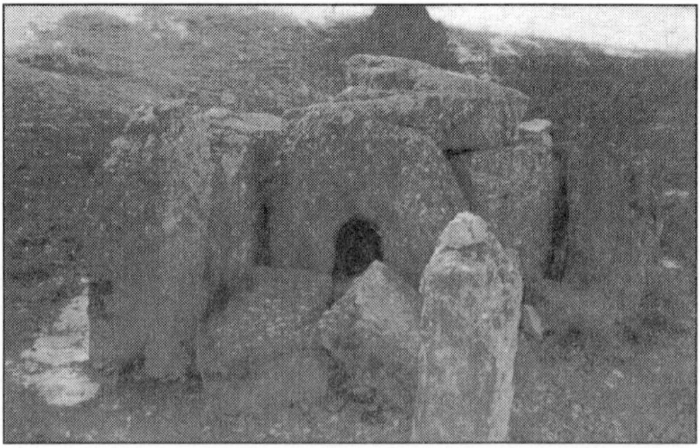

Zum Außenseminar bieten sich neben Kirchen auch im 100 min. Fahrradius um Aachen einige keltische Kultstätten an, bei denen die am Ort wirkende Energie gut spürbar ist, hier z.B. Weris

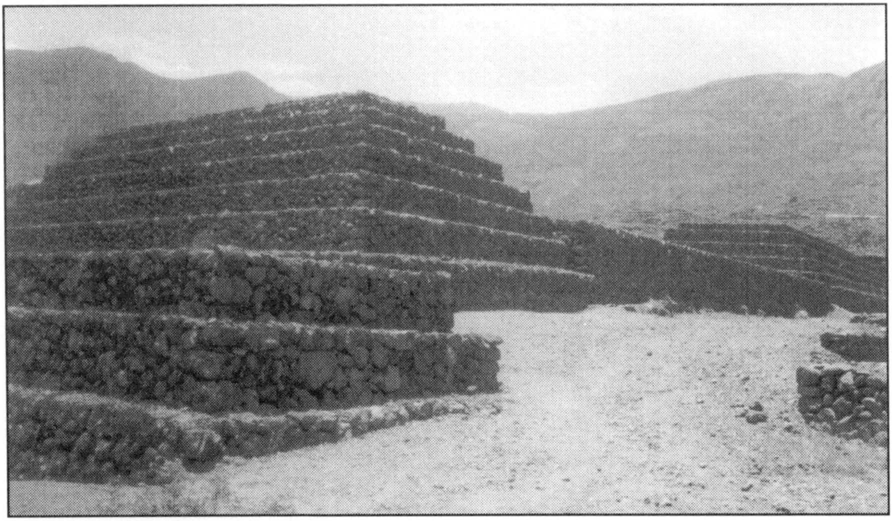

Bei einem Auftrag in Teneriffa blieb noch genügend Zeit für Hobbyarbeit. Die riesigen Pyramidenanlagen in Teneriffa gleichen denen in Mexiko. Sie sind genau wie diese nicht nur nach radiästhetischen Gesichtspunkten angelegt, sondern auch auf Kreuzungspunkten von Planetenlinien. Im Falle der unteren Pyramide treffen sich hier Sonnenlinie, Mondlinie, Venuslinie und Merkurlinie.

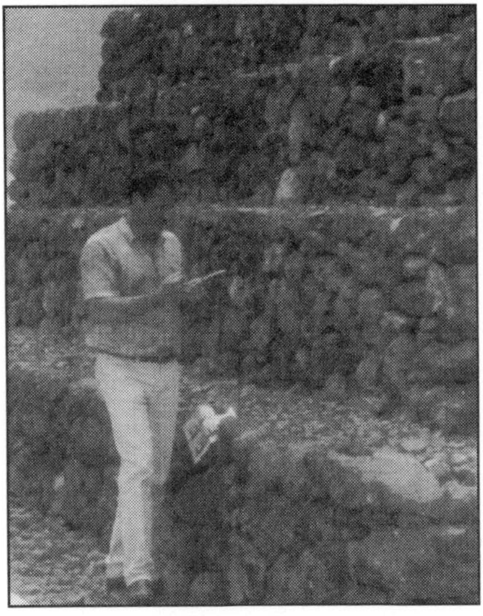

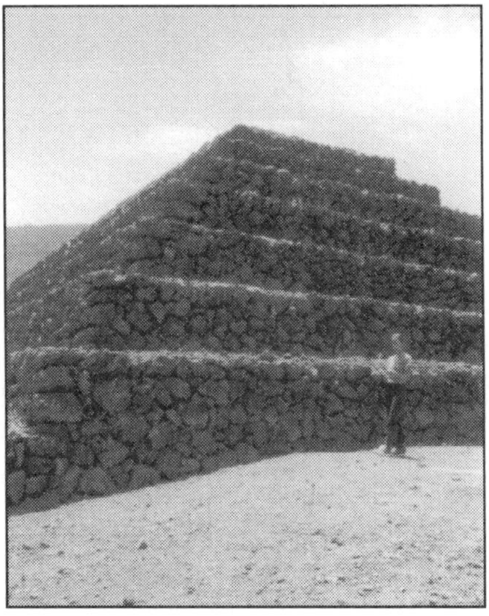

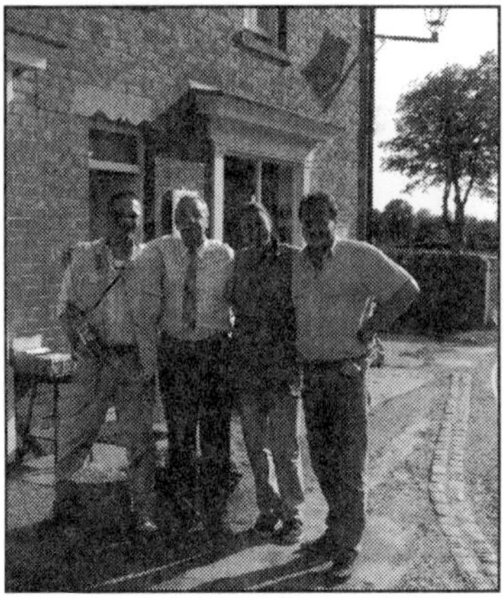

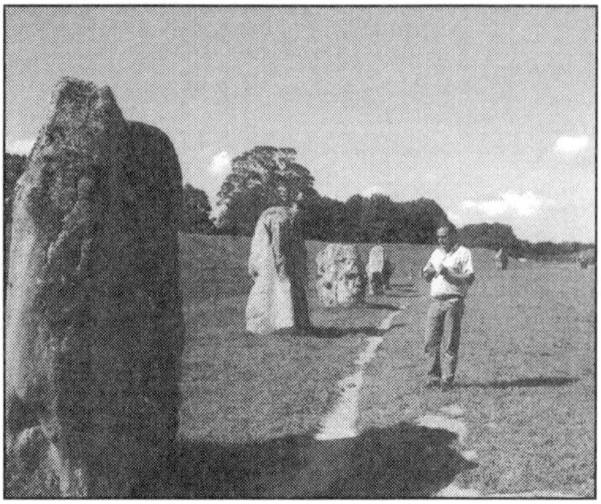

Bei der Einladung von Stonemaster Brian Sumbler (2. v. links) in Avebury zur Sommersonnenwende fiel es uns schwer, hier mit der Rute zu arbeiten, da wir nicht sicher waren, was wir hier alles hätten abfragen sollen (o. rechts). So beschlossen wir, sowohl in Avebury als auch in Stonehenge (u. links) nur die Energie auf uns einwirken zu lassen. Wir halten es zudem für anmaßend, Aussagen über diese Orte zu machen, da jeder dort andere Empfindungen verspürt.
Unten rechts: Die Höhlen von Cheddar waren alte gewaltige Wasseradern. Nach einer geologischen Aktivität verlagerten sich die Wasserläufe, und man kann hier deutlich erkennen, wie über etliche Jahre hinweg das Gestein von den enormen Kräften bearbeitet wurde.

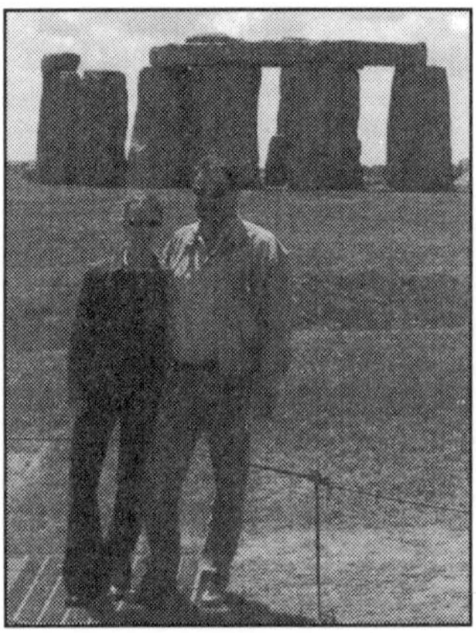

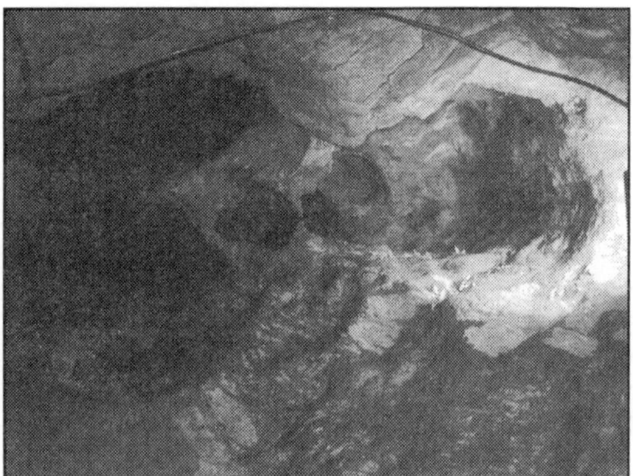

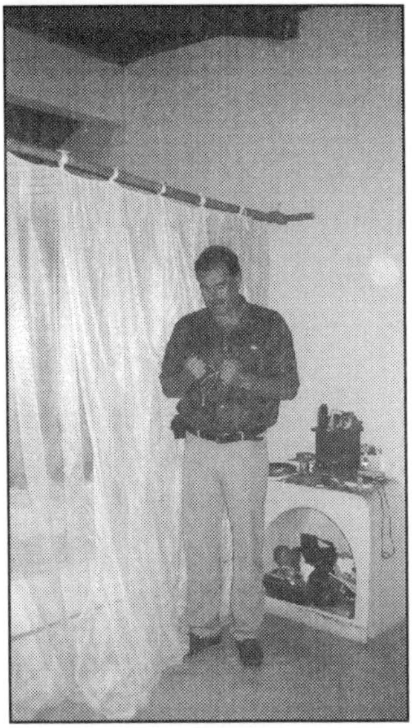

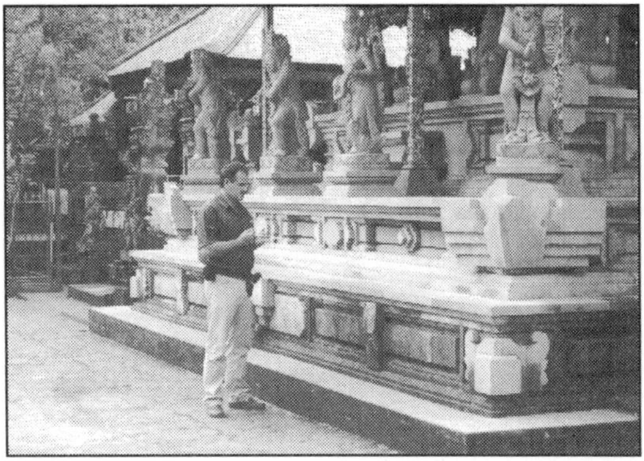

Auf Bali haben wir bei einem ausgewanderten deutschen Schmuckhändler Schlafplatz und Büro entstört (links). Auch hier wird unbedacht mit der zivilisierten Energie umgegangen.
Der Tempel des heiligen Wassers (oben) wies 55000 Bovis-Einheiten auf. Der Präsident von Bali baute seine Villa auf dem Berg nebenan. Anscheinend fühlt oder weiß er von dieser Energie.
Der alte Königspalast (unten) weist die gleiche hohe Energie auf. Wegen des Tuffgesteins wirkt er verwahrlost, ist jedoch unbedingt einen Besuch wert.

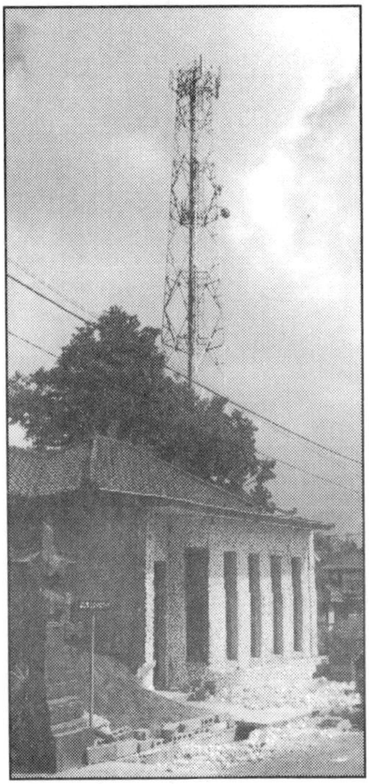

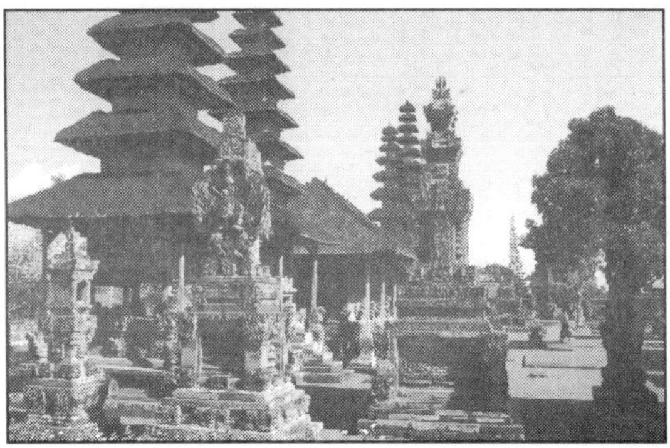

Schlusswort

Da in vielen Seminaren viel erklärt und auch demonstriert wird, die Medien, wenn auch nur zaghaft, über Elektrosmog aufklären und dennoch viele Menschen auf ihre Störfelder am Schlafplatz nicht verzichten wollen, muss man ihnen wohl ihre Krankheit zugestehen.
Wer nichts ändern will, möchte seine Krankheit anscheinend behalten.
Wer keine Vorbeugung machen möchte, will offenbar erst krank werden, bevor er über eine mögliche Verbesserung nachdenkt.
Krankheit wird in der ganzheitlichen Medizin als Korrektiv-Möglichkeit angesehen. Meist sind die Menschen erst bereit, etwas zu ändern, wenn sie krank sind und der Arzt oder Heilpraktiker die Anordnung zur Schlafplatzuntersuchung gibt. Selbst dann fehlt den meisten noch immer das Verständnis der Zusammenhänge zwischen Körperfeld und Umfeld. Es wurde meiner Meinung nach zu wenig leichtverständliche Aufklärung darüber angeboten.
Wenn man den Inhalt dieses Textes verstanden hat, wäre es dann nicht ratsam, gleich dem Körper eine zellstressfreie Regenerationsphase zu gönnen und dafür zu sorgen, dass rechtzeitig bei sich selbst und auch bei den eigenen Kindern und Eltern der Schlafplatz 100% gesund ist?
Da ich als betroffene Person mein Schlafumfeld entsprechend geändert habe und sofortige Heilhilfe erfuhr, bin ich überzeugt von diesen Zusammenhängen.
Ich hoffe, dass ich mit diesem Buch mein Erlerntes mit einfachen Worten für jeden verständlich weitergegeben habe und dem, der einsichtig ist, helfen kann, viele Probleme, Leiden und Krankheit zu ersparen!
DIES IST MEINE ABSICHT!
(Ich bin jedenfalls all meine Allergien durch Beachtung dieser Faktoren und Neutralisation meines Schlafplatzes los!)
Es gilt für die Zukunft, alte Weisheiten mit neuesten wissenschaftlichen Erkenntnissen zu verbreiten.
Dies sieht Herr Schäfer als seine Lebensaufgabe an und führt neben seinen täglichen Schlafplatzuntersuchungen an den Wochenenden auch laufend Rutengängerausbildungen und andere Seminare durch.

Hierbei werden nicht nur die Störfelder erklärt und Korrekturtipps gegeben, sondern auch die Kinesiologie wird den Interessenten durch praktische Selbst-Lern-Seminare nähergebracht.
Einmal im Monat treffen sich zwei Ärzte- und Heilpraktikerkreise bei Herrn Schäfer, um Erfahrungswerte über Strahlungen und Krankheiten auszutauschen, und er organisiert Kongresse, bei denen Ärzte und Therapeuten diesbezüglich aufgeklärt werden.
Des Weiteren lernt man bei Ausflügen in die Natur, diese in Bezug auf Störstrahlung richtig zu *lesen*. Auf anderen Exkursionen zu Kirchen und keltischen Kultstätten wird vor Ort erklärt, wie man hier schon seit Jahrtausenden die Energiefelder positiv genutzt hat.
Wie Sie diesem Buch entnehmen können, ist Rutengehen heute wissenschaftlich medizinisch begründet. **Wirklich** ganzheitliche Therapien beinhalten daher auch eine Schlafplatzuntersuchung – empfehlenswert jedoch nur von einem geprüften Fachmann.
Ich würde mich freuen, wenn mit meinem Bericht Interesse für diese Thematik geweckt und altes Wissen in neues Licht gerückt würde. Dies würde die Hilfe am Menschen und die Faszination der BAU-BIO-LOGIE neu beleben.

Jedoch trotz allen Aufklärungswillens musste ich mir den Schlusssatz von Roland Küblers Märchen "Das Geschenk des Herrschers" zu Herzen nehmen:

„Weißt du, mein Junge,
es ist schon wichtig, manchmal jemanden dort abzuholen,
wo er gerade ist.
Aber manchmal ist es auch wichtig, jemanden dort zu lassen,
wo er gerade sein will!

Ich wünsche Ihnen von Herzen alles Gute

Luise Weidel

Baubiologen und geobiologische Berater

die nach dem System der individuell dem Schlafplatz und Arbeitsplatz frequenzangepassten Strahlungsentstörung, wie im Buch beschrieben, arbeiten. Alle hier angegebenen Berater/innen sind bei Herrn Schäfer auf das Geo-Safe-E®-System persönlich eingeschult worden, auch wenn nicht alle die Ausbildung bei ihm gemacht haben. Jedoch kann Herr Schäfer für die richtige Anwendung nicht garantieren.

Distanzen, die sich lohnen:
Nach dem Motto:"Lieber einige Kilometer Anfahrt bezahlen um eine optimale Entstörung zu erhalten", bieten die meisten genannten Berater/innen ihren Service zu fast gleichen Preisen an. Wer regional, überregional und international arbeitet, klären Sie bitte im persönlichen Gespräch.
Sollten Sie keine Berater in Ihrer Nähe finden, die mit dem Geo-Safe-E®-System arbeiten, so rufen Sie Herrn Schäfer zwecks Vermittlung an (Adressen auf den weiteren Seiten).

Baubiologen und Rutengänger **Deutschland** nach PLZ geordnet

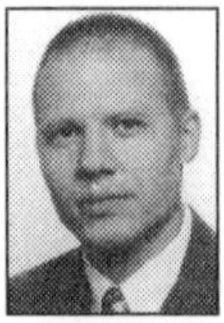

Dipl.-Kfm. Ulrich Kohlmeier
Baubiologie
12159 Berlin, Bennigsenstraße 3
Telefon (0 30) 83 20 39 39
Handy (01 60) 2 62 08 68
E-Mail: Ulrich.Kohlmeier@web.de

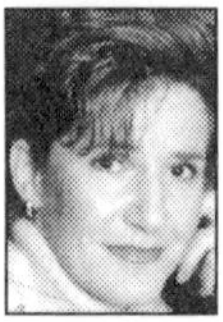

Dip.-Ing. Birgit Schäfer-Fischbach
Baubiologie, Feng-Shui-Beratung, Geopathologie & Kinesiologie TFH, Praxis f. ber. Architektur
22587 Hamburg-Blankenese, Ole Hoop 5
Telefon (0 40) 24 19 83 68
Telefax (0 40) 68 91 40 94
Handy (01 71) 28 96 66 5
Hompage: www.harmonics.de
E-Mail: info@harmonics.de

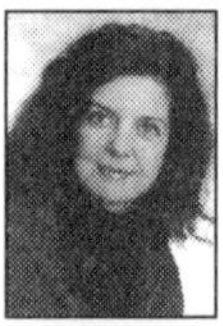

Astrid Susanne Schack
Arzthelferin, Baubiologie, Feng-Shui-Beratung, Ernährungs- & Fitnesstrainerin
28195 Bremen, Birkenstraße 18-19
Telefon (04 21) 8 78 24 08
Telefax (04 21) 8 78 24 07

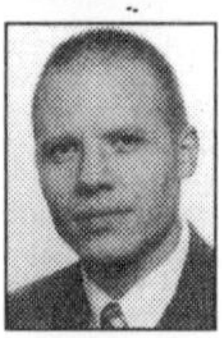

Dipl.-Kfm. Ulrich Kohlmeier
Baubiologie
32457 Porta Westfalica, Unterloh 18
Handy (01 60) 2 62 08 68
E-Mail: Ulrich.Kohlmeier@web.de

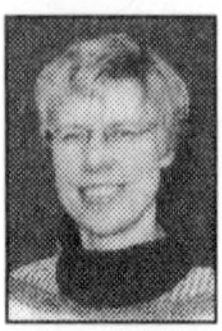

Marietta Broich
Baubiologie
41238 Mönchengladbach, Horster Straße 7
Telefon (0 21 66) 8 13 80

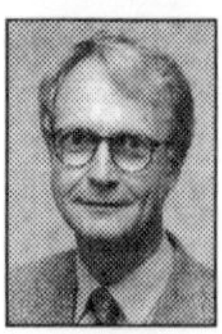

Rudolf Kluge
Baubiologie
45276 Essen, Graffweg 41
Telefon (02 01) 8 51 69 79
Telefax (02 01) 8 51 69 79

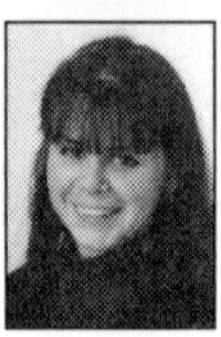

Marzena Schimanski
Baubiologie
45279 Essen, Sachsenring 49
Telefon (02 01) 22 40 59
Telefax (02 01) 2 48 50 31

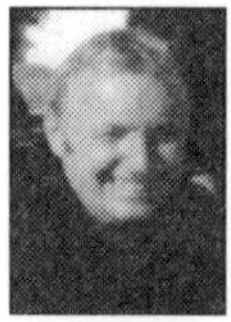

Ernst Alexander Garnjost
Baubiologie
42579 Heiligenhaus, Sengenholzer Weg 16
Telefon (0 20 54) 1 18 65
Telefax (0 20 54) 87 14 09

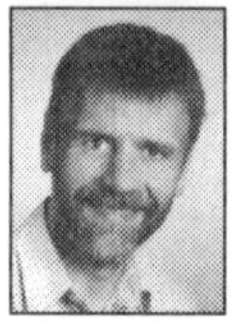

Johannes Stienen
Heilpraktiker, Baubiologie
45964 Gladbach, Bachstraße 7
Telefon (0 20 43) 68 22 03
Homepage: www.home.t-online.de/~Johannes.Stienen
E-Mail: Johannes.Stienen@t-online.de

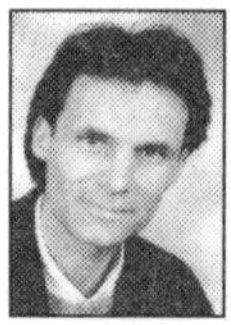

Peter Helle
Baubiologie
46282 Dorsten, Iltisweg 4
Telefon (0 23 62) 79 61 67
Telefax (0 23 62) 79 61 68
Handy (01 63) 6 85 81 17
E-Mail:Hellephe@ad.com

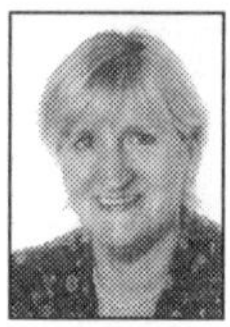

Sigrid Büchner
Baubiologie, Feng-Shui-Beratung, psychologische Beratung
47918 Tönisvorst, Sternstraße 21
Telefon (0 21 51) 79 69 83
Telefax (0 21 51) 70 09 91

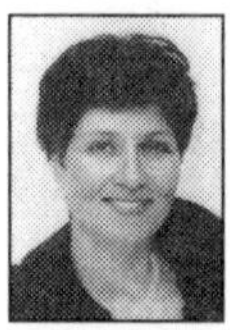

Sabine Tecklenburg-Khorosh
Baubiologie, Feng-Shui-Beratung, Architektur
48161 Münster, Heekweg 99
Telefon (02 51) 86 22 28
Handy (01 71) 1 05 79 64

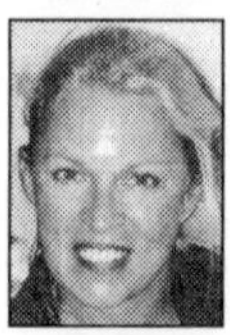

Ricarda Grothe
Baubiologie, Feng-Shui-Beratung
50823 Köln, Rothehausstr. 30
Telefon (02 21) 5 10 46 80
Telefax (02 21) 5 10 46 80
Handy (01 78) 6 69 49 95

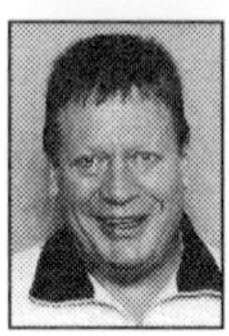

Dipl.-Ing. Gerd Wodny
Baubiologie, Mentaltrainer
51149 Köln, Ziegeleiweg 4
Telefon (0 22 03) 91 33 81
Telefax (0 22 03) 91 33 82
Handy (01 72) 9 22 14 14

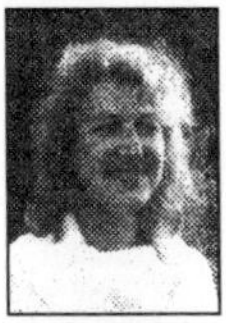

Susanne Benner
Pferdeheilpraxis, Baubiologie
51570 Windeck-Au, Uferstraße 6
Telefon (0 26 82) 41 36
Telefax (0 26 82)41 36
Handy (01 71) 2 86 56 96
Homepage: www.pferdeheilpraktiker-benner.de
E-Mail: PferdeheilpraktikerBenner@t-online.de

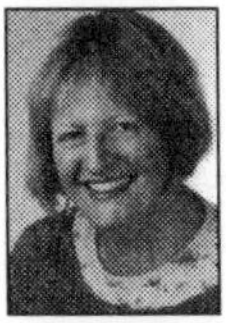

Eva Junghans
Baubiologie
52159 Roetgen, Greppstr. 35a
Telefon (0 24 71) 33 96
Handy (01 62) 7 36 79 14

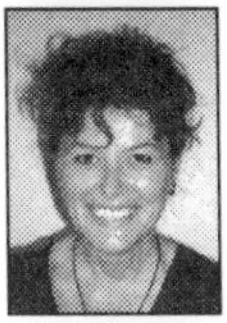

Hiltraud Linnow
Baubiologie, Energie-Balance-Therapie
53545 Linz-Ockenfels, Auf der Heide 13
Telefon (0 26 44) 69 17
Telefax (0 26 44) 69 17
Handy (01 73) 3 27 14 44
E-Mail: hiltraud.linnow@t-online.de

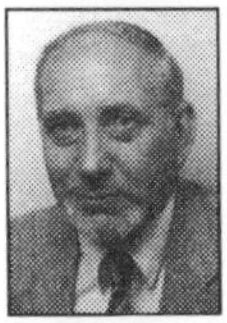

Dipl.-Ing. Werner Groß
Geobiologie, Elektrotechnik
53757 Sankt Augustin, Berliner Straße 94
Telefon (0 22 41) 2 93 60
Telefax (0 22 41) 2 93 60

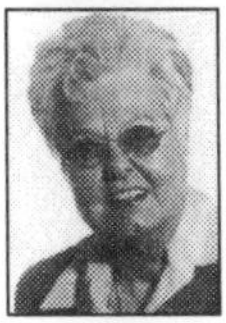

Ingrid Groß
Gesundheitspraktikerin (BfG),
Geobiologie, bioenergetische Testungen
53757 Sankt Augustin, Berliner Straße 94
Telefon (0 22 41) 2 93 60
Telefax (0 22 41) 2 93 60

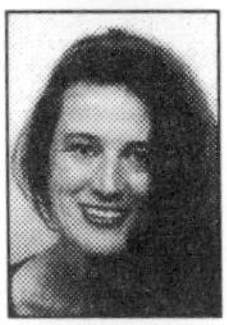

Heike Hilges
Baubiologie, Feng-Shui-Beratung
54668 Holsthum, Kapellenstr. 8
Telefon (0 65 23) 14 88
E-Mail: hhilges@t-online.de

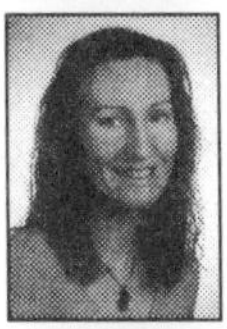

Andrea Boerner
Baubiologie
55595 Dalberg, Leonhardswiese 8
Telefon (0 67 06) 91 55 52
Telefax (0 67 06) 91 55 50
Homepage: www.parsfortuna.com
E-Mail: info@andreaboerner.de

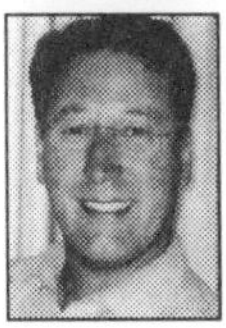

Stefan Dörr, Dipl. Betriebswirt & **Maria Dörr**
Baubiologie, Feng-Shui-Beratung
65183 Wiesbaden, Kirchgasse 47
Telefon (0 68 06) 84 34 78
Telefax (0 68 06) 84 34 78
Handy (01 70) 79 45 10 98
Homepage: www.harmonyshop.de
E-Mail: kontakt@harmonyshop.de

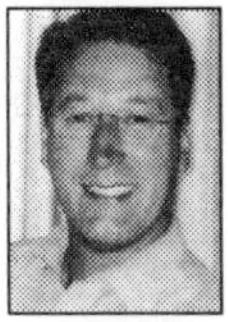

Stefan Dörr, Dipl. Betriebswirt & **Maria Dörr**
Baubiologie, Feng-Shui-Beratung
66265 Heusweiler (Saar), Stockwiesstraße 14
Telefon (0 68 06) 84 34 78
Telefax (0 68 06) 84 34 78
Handy (01 70) 79 45 10 98
Homepage: www.harmonyshop.de
E-Mail: kontakt@harmonyshop.de

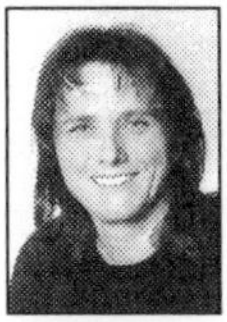

Andrea Dorothea Bätz
Baubiologie, Feng-Shui-Beratung
73540 Haubach, In den Schlossgärten 25
Telefon (0 71 73) 9 14 61 69
Telefax (0 71 73) 91 52 23
Handy (01 63) 6 04 04 23
E-Mail: abaetz@t-online.de

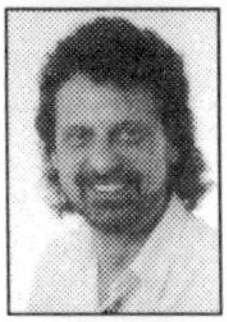

Joachim Josef Wolf
Baubiologie, Feng-Shui-Beratung
75236 Kämpfelbach-Ersingen,
Wilferdinger Straße 8
Telefon (0 72 31)1 55 99 48
Telefax (0 72 31)1 55 99 49

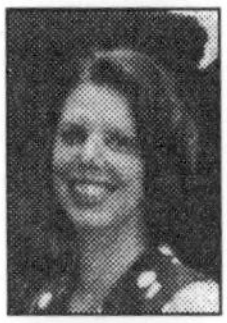

Dipl.-Ing.Ulrike Sztatecsny
Baubiologie, Feng-Shui-Beratung,
Garten- & Landschaftsarchitektur
76456 Kuppenheim, Luisenstraße 6
Telefon (0 72 22) 94 94 45
Telefax (0 72 22) 9 49 44 68
E-Mail: sztatecsny.interplan@t-online.de

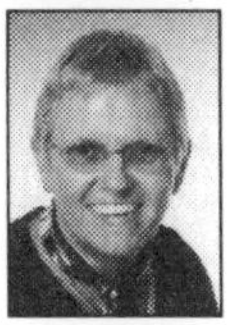

Dr. med. Annette Mauser
Ärztin für Allgemeinmedizin, Baubiologie
76467 Bietigheim, Goethestraße 22
Telefon (0 72 45) 58 92
Telefax (0 72 45) 8 95 41

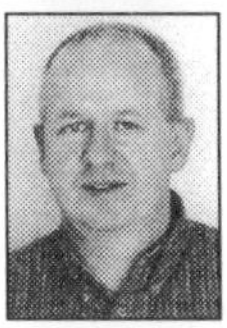

Dr. Hans-Jürgen Franke
Zahnarztpraxis, Baubiologie
78244 Gottmadingen, Hauptstraße 55
Telefon (0 77 31) 7 11 93
Telefax (0 77 31) 7 16 70

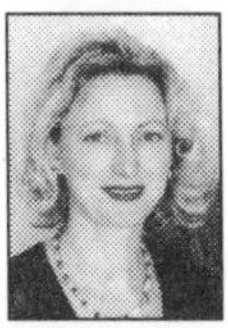

Cornelia Franke
Zahnarztpraxis, Baubiologie
78244 Gottmadingen, Hauptstraße 55
Telefon (0 77 31) 7 11 93
Telefax (0 77 31) 7 16 70

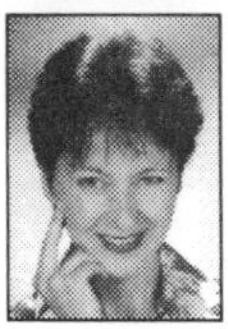

Dipl.-Vm. Dörte Hoffmann
Baubiologie, Feng-Shui-Beratung
79112 Freiburg, Bodenlei 57
Telefon (0 76 64) 6 13 70 78
Telefax (0 76 64) 6 13 70 78
Homepage: www.energie-und-raum.de
E-Mail: dhoffmann@ernergie-und-raum.de

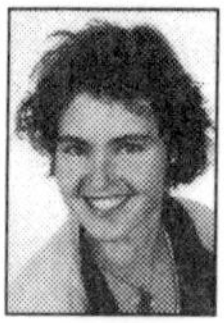

Wally Kramer
Baubiologie, Feng-Shui-Beratung, Bauplanung
79689 Maulburg, Hermann-Burte-Straße 55
Telefon (0 76 22) 6 84 56 06
Telefax (0 76 22) 66 85 04
E-Mail: Wally-Kramer@t-online.de

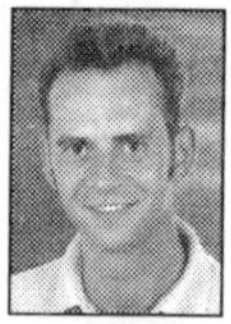

Jörg Affhüpper
Baubiologie, Feng-Shui- Beratung
86154 Augsburg, Aichacher Weg 11
Telefon (08 21) 55 67 90
Telefax (08 21)3 19 74 38

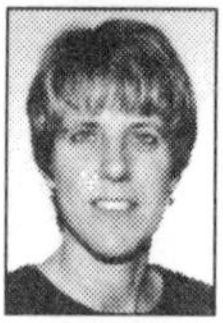

Bettina Stock
Baubiologie
82178 Puchheim/München, Allinger Str. 23
Telefon (0 89) 84 93 37 92
Telefax (0 89) 84 93 37 92
Handy (01 73) 3 57 71 40
E-Mail: bw.stock@t-online.de

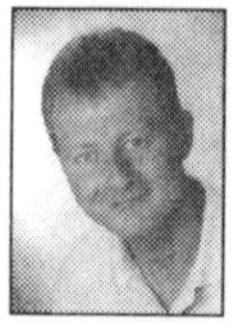

Steffen Drost
Baubiologie, Feng-Shui-Beratung
89584 Ehingen, Fischersteige7
Telefon (0 73 91) 7 23 55
Handy (01 77) 7 96 14 91
E-Mail: s.drost@web.de

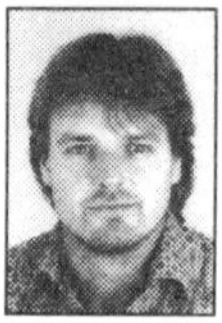

Joachim Schreiber, Dipl.-Ing.(FH)
Dr. Jutta Schreiber, Zahnärztin
Baubiologie, Feng-Shui-Beratung, Bioresonanz
85579 Neubiberg/München, Kaiserstraße 10
Telefon (0 89) 60 80 68 89
Telefax (0 89) 60 80 68 90
Handy (01 72) 9 67 76 88
E-Mail: Licht@schreiber-team.de

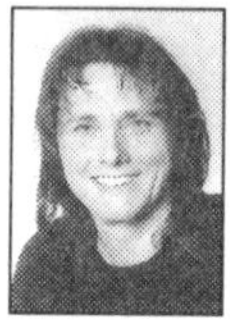

Andrea Dorothea Bätz c/o Günter Six
Baubiologie, Feng-Shui-Beratung
93138 Lappersdorf, Kornstraße 15
Telefon (0 71 73) 9 14 61 69
Telefax (0 71 73)91 52 23
Handy (01 63) 6 04 04 23
E-Mail: abaetz@t-online.de

Baubiologen und Rutengänger **Belgien**

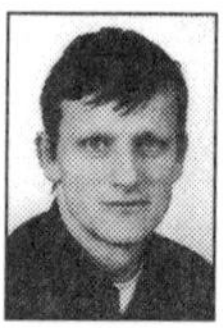

Rene Gauder
Baubiologie, landwirtschaftliche Beratung
B-4750 Bütgenbach, Zur Domäne 21
Telefon (0032) (0) 80 64 23 53
Telefax (0032) (0) 80 64 24 25
Handy (0032) (0) 4 75 23 38 54

Baubiologen und Rutengänger **Niederlande**

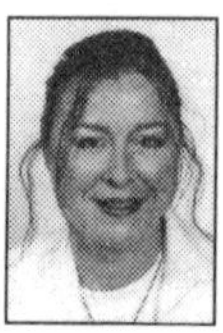

Brigitte Bronneberg
Baubiologie, Feng-Shui-Beratung
NL-6075 HA Herkenbosch, Kerkplein 30
Telefon (0031) (0) 4 75 53 41 72
Handy (0031) (0) 6 14 87 24 28
Homepage: www.home.hccnet.nl/b.bronneberg

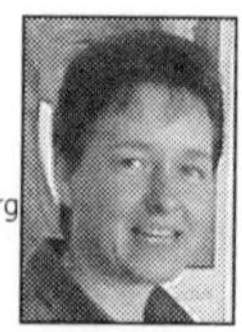

Ank Huisman
Baubiologie
NL-6129 BA Berg a.d.Maas, Veerweg10
Telefon (0031) (0) 4 64 33 20 89
Handy (0031) (0) 6 27 45 10 70
E-Mail: henk.ank@12move.nl

Baubiologen und Rutengänger **Schweiz**

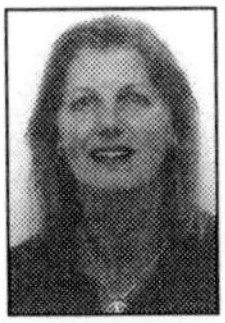

Dr. med. vet. Sigrid Weist
Tierärztin, Heilpraktikerin,
Baubiologie, Bioresonanz
CH-6440 Brunnen, Gersauer Str.7 Kronenplatz
E-Mail: dr.weist@gmx.de

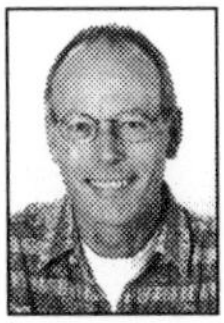

Dr. med. Hans Jörg Bühler
Facharzt für Allgemeinmedizin FMH, Baubiologie
CH-8840 Einsiedeln, Spitalstraße 15
Telefon (0 55) (0) 4 18 90 20
Telefax (0 55) (0) 4 18 90 21

Baubiologen und Rutengänger **Österreich**

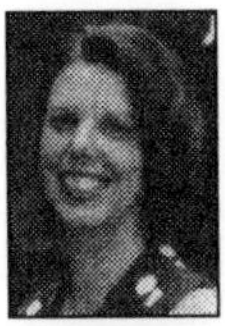

Dipl.-Ing. Ulrike Sztatecsny
Baubiologie, Feng-Shui-Beratung,
Garten- & Landschaftsarchitektur
A-1010 Wien, Grünangergasse 3-5
Telefon (0043) (0) 15 13 28 15
Telefax (0049) (0) 7 22 29 49 44 68
E-Mail: sztatecsny.interplan@t-online.de

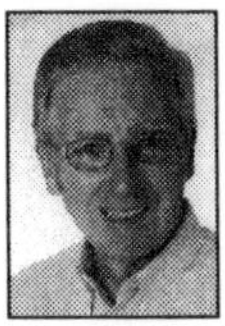

Alfred Kirfel
Baubiologie
A-6914 Hohenweiler/Vorarlberg,
Leutenhofen 40 b
Telefon (0043) (0) 55 73 85 312
Telefax (0043) (0) 5 57 38 54 46

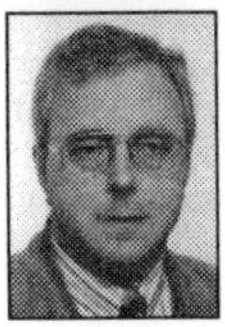

Wolf-Rüdiger Polink
Baubiologie
A-6342 Rettenschöß, Ritzgraben 5 b
Telefon (0043) (0) 53 73 5 70 73 11
Telefax (0043) (0) 5 37 35 70 73 13
Handy (0049) (0) 17 22 00 12 02
E-Mail:polink.electronic@online-club.de

Baubiologen und Rutengänger **Italien**

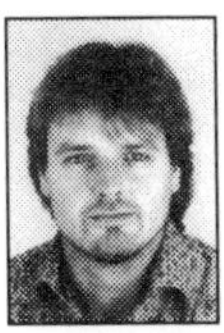

Joachim Schreiber, Dipl.-Ing.(FH)
Dr. Jutta Schreiber, Zahnärztin
Baubiologie, Feng-Shui-Beratung, Bioresonanz
I-37011 Bardolino (VR), Loc.Zuscima 3a
Telefon (0049) (0) 89 60 80 68 89
Telefax (0049) (0) 89 60 80 68 90
Handy (0049) (0) 17 29 67 76 88
E-Mail: Luce@schreiber-team.de

Baubiologen und Rutengänger **Schweden**

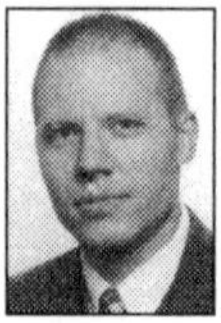

Dipl.-Kfm. Ulrich Kohlmeier
Byggbiologi, Geobiological Advisor
S-38551 Söderåkra, Pilvägen 12
Telefon (0046) (0) 48 62 16 37
Handy (0049) (0) 16 02 62 08 68
E-Mail: Ulrich.Kohlmeier@web.de

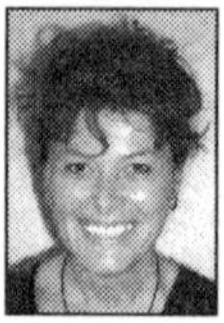

Hiltraud Linnow
Byggbiologi
c/o Kurt Gramm
S-77270 Saxdalen, Olsjövägen 29
Telefon (0046) (0) 24 03 10 16
Handy (0049) (0) 17 33 27 14 44

Baubiologen und Rutengänger **Kreta**

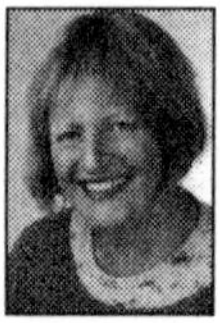

Eva Jungshans
Kastri-Faros
Ano Viannos
GR-TK 70004 Heraklion, Kreta
Telefon (0030) (0) 28 95 05 12 02
Handy (0030) (0) 69 32 25 68 47
E-Mail: line4eva@mac.com

Baubiologen und Rutengänger **USA**

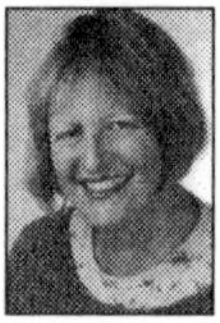

Eva Junghans
c/o Levitt
10 East 82nd Street,
New York City, New York
10028
U.S.A.
Telefon: U.S.A. (2 12) 7 44 21 32
E-Mail: line4eva@mac.com

Eva Junghans
c/o Johnson
4705 Kester Ave
Shermann Oaks, California
U.S.A.
91403
Telefon U.S.A. (8 18) 9 06 35 59
E-Mail: line4eva@mac.com

Impressum

Kalligraphische Schrift: Charlotte Kunz, Aachen
Photos: Luise Weidel, Dieter Schäfer, Aachen
Titelseite und Druck: Druckerei Kreutz, Aachen

S. 21 Bioenergetische Analyse mittels Vega-Gerät
S. 28 "Elektrosmog" Prof. Varga, Nußloch, Eigenverlag
S. 38 Techn. gemessene Wasseraderstrahlung, Zeichnung vereinfacht von Reinhard Heimich, Aachen
S. 40 Wasserwinkelstrahlung gezeichnet von Reinhard Heimich, Aachen
S. 41 Geologischer Bruch, Zeichnung vereinfacht von Reinhard Heimich, Aachen
S. 42 Bruchrichtungszeichnung vereinfacht von Reinhard Heimich, Aachen
S. 46 Radiästhesie 2/95, Schweiz
S. 49 Geologische Karte vom Geologischen Landesamt, NRW
S. 53 Zeichnung entnommen aus: Radiatione (Spanien)
S. 58 Langzeitmessung, Ingenieurbüro Witte, Aachen
S. 68 Langzeitmessung, Ingenieurbüro Witte, Aachen
S. 73 Zeichnung entnommen aus: Radiatione (Spanien)
S. 93 Gesund durch analytische Kinesiologie, Dr. med. Christa Keding-Pütz, Jopp-Verlag, ISBN 3-89698-112-9
S. 117 Vereinfachte Nachzeichnung der Kirche in Weyer: Sabine Weidel, Aachen
S. 120 Vereinfachte Nachzeichnung des Aachener Doms: Sabine Weidel, Aachen
S. 121 Techn. Messung, Wasserader, Points of Cosmic Energy
S. 121 Vereinfachte Nachzeichnung von Sabine Weidel: Kathedrale von Chartre aus: Points of Cosmic Energy, ISBN 0-85207-194-9, Blanche Merz